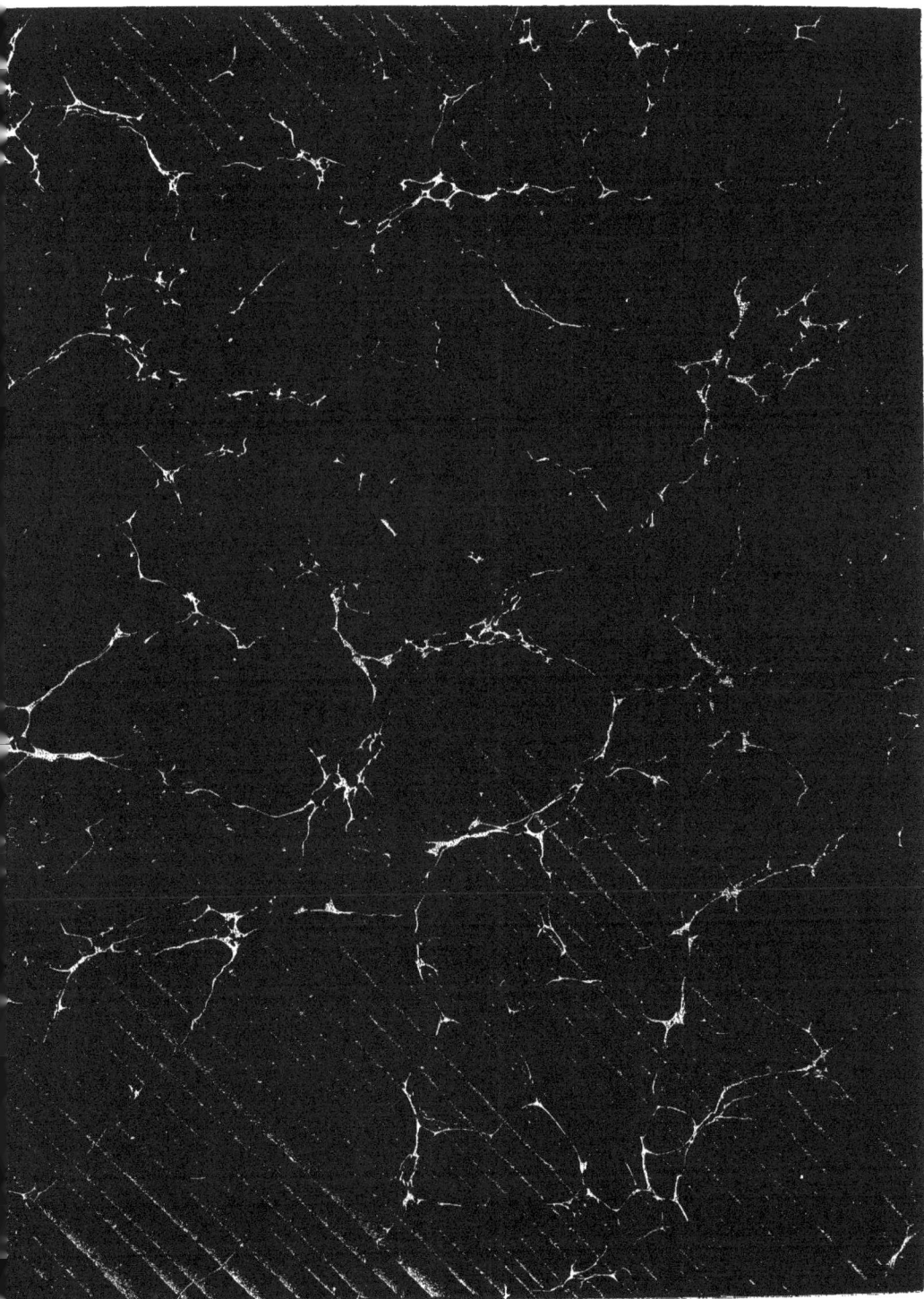

TRAITÉ COMPLET

DE

L'ANATOMIE DE L'HOMME

COMPRENANT

LA MÉDECINE OPÉRATOIRE

PAR LE DOCTEUR BOURGERY,

AVEC PLANCHES LITHOGRAPHIÉES D'APRÈS NATURE

PAR N. H. JACOB.

ATLAS

TOME SIXIÈME.

PARIS MDCCCXXXIX

C. DELAUNAY ÉDITEUR.

ANATOMIE CHIRURGICALE.

DIVISION TOPOGRAPHIQUE DU CORPS HUMAIN PAR RÉGIONS.

Figure 1. PLAN ANTÉRIEUR. — *Figure* 2. PLAN POSTÉRIEUR. — *Figure* 3. PLAN LATÉRAL.

Les signes sont les mêmes pour les trois figures.

Nous avons apporté quelques modifications à la division générale, et surtout à la délimitation chirurgicale des régions, en les circonscrivant dans des espaces motivés en profondeur par les lignes du squelette osseux ou aponévrotique, et par les bords des grands muscles qui séparent les groupes synergiques ou antagonistes.

INDICATION DES CHIFFRES.

CRANE.

1. Région frontale.
2. Région occipitale.
3. Région temporale.
4. Région pariétale.
5. Région mastoïdienne.

FACE.

6. Région nasale.
7. Région labiale.
8. Région mentonnière.
9. Région orbitaire.
10. Région zygomato-maxillaire.
11. Région génienne.
12. Région auriculaire.
13. Région parotidienne.

COU.

14. Région sus-hyoïdienne.
15. Région sous-hyoïdienne.
16. Région sous-claviculaire.
17. Région cervicale postérieure.

THORAX.

18. Région sternale.
19. Région mammaire.
20. Région chondro-costale ou diaphragmatique.
21. Région dorsale.
22. Région costale.

ABDOMEN.

23. Région épigastrique.
24. Région hypochondrale.
25. Région ombilicale.
26. Région ilio-costale.
27. Région lombaire.
28. Région hypogastrique.
29. Région inguino-abdominale.

BASSIN.

30. Région pubienne.
31. Pli inguinal.
32. Région sacro-coccygienne.
33. Région fessière.

ÉPAULE.

34. Région clavi-inter-axillaire ou sous-claviculaire.
35. Région axillaire.
36. Région scapulo-humérale.
37. Région scapulaire.

MEMBRE THORACIQUE.

BRAS.

38. Région brachiale antérieure.
39. Région brachiale postérieure.
40. Région du pli du coude.
41. Région ulnaire.

AVANT-BRAS.

42. Région antibrachiale antérieure.
43. Région antibrachiale postérieure.
44. Région antibrachiale externe.
45. Région radio-carpienne antérieure.
46. Région radio-carpienne postérieure.

MAIN.

47. Région palmaire.
48. Région dorsale.

MEMBRE ABDOMINAL.

CUISSE.

49. Région inguino-fémorale.
50. Région fémorale antérieure.
51. Région fémorale postérieure.
52. Région fémorale interne.
53. Région fémorale externe.
54. Région du genou.
55. Région poplitée.

JAMBE.

56. Région jambière antérieure externe.
57. Région jambière postérieure.
58. Région tibiale.
59. Région du coude-pied.
60. Région malléolaire interne.
61. Région malléolaire externe.

PIED.

62. Région dorsale.
63. Région plantaire.

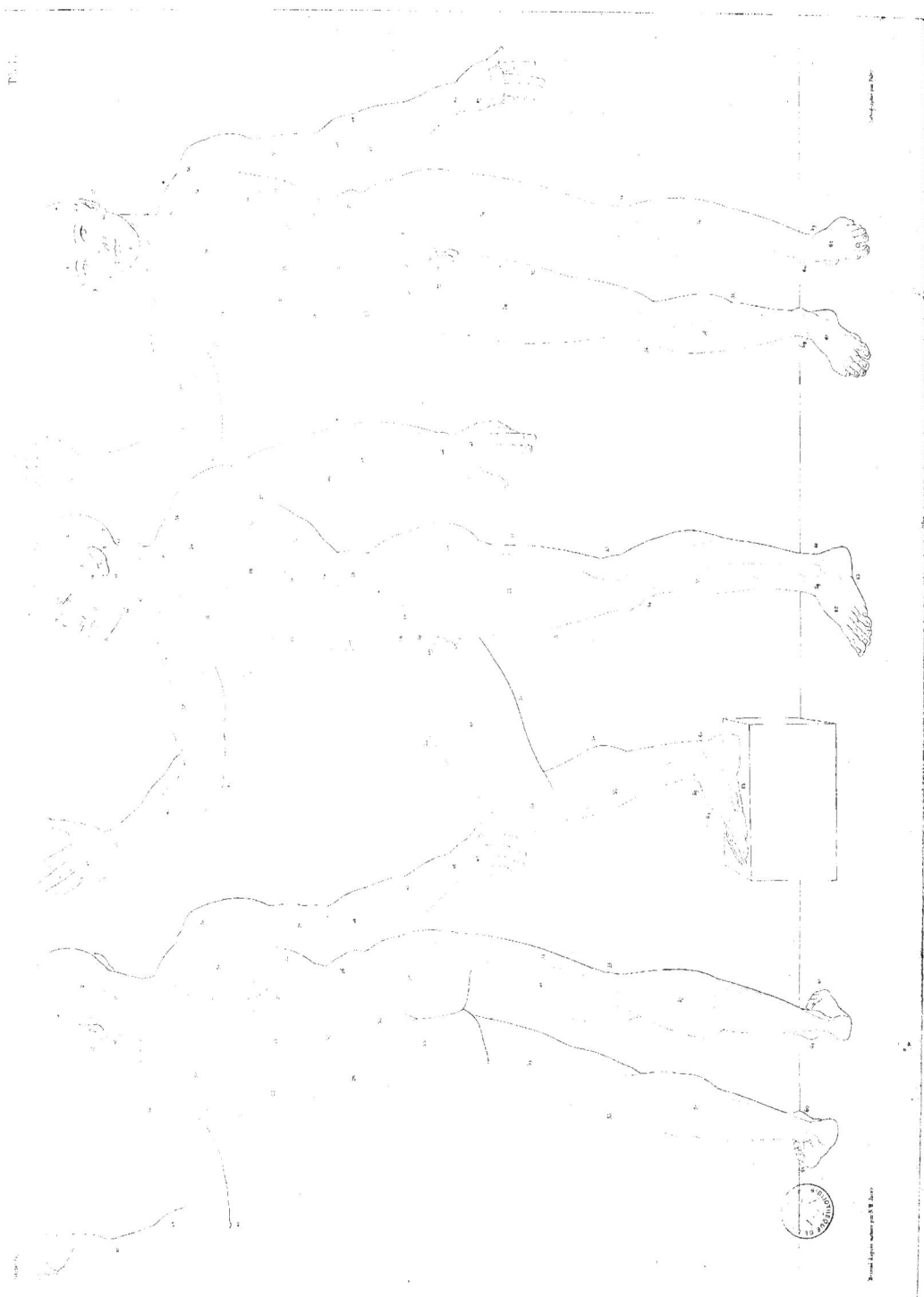

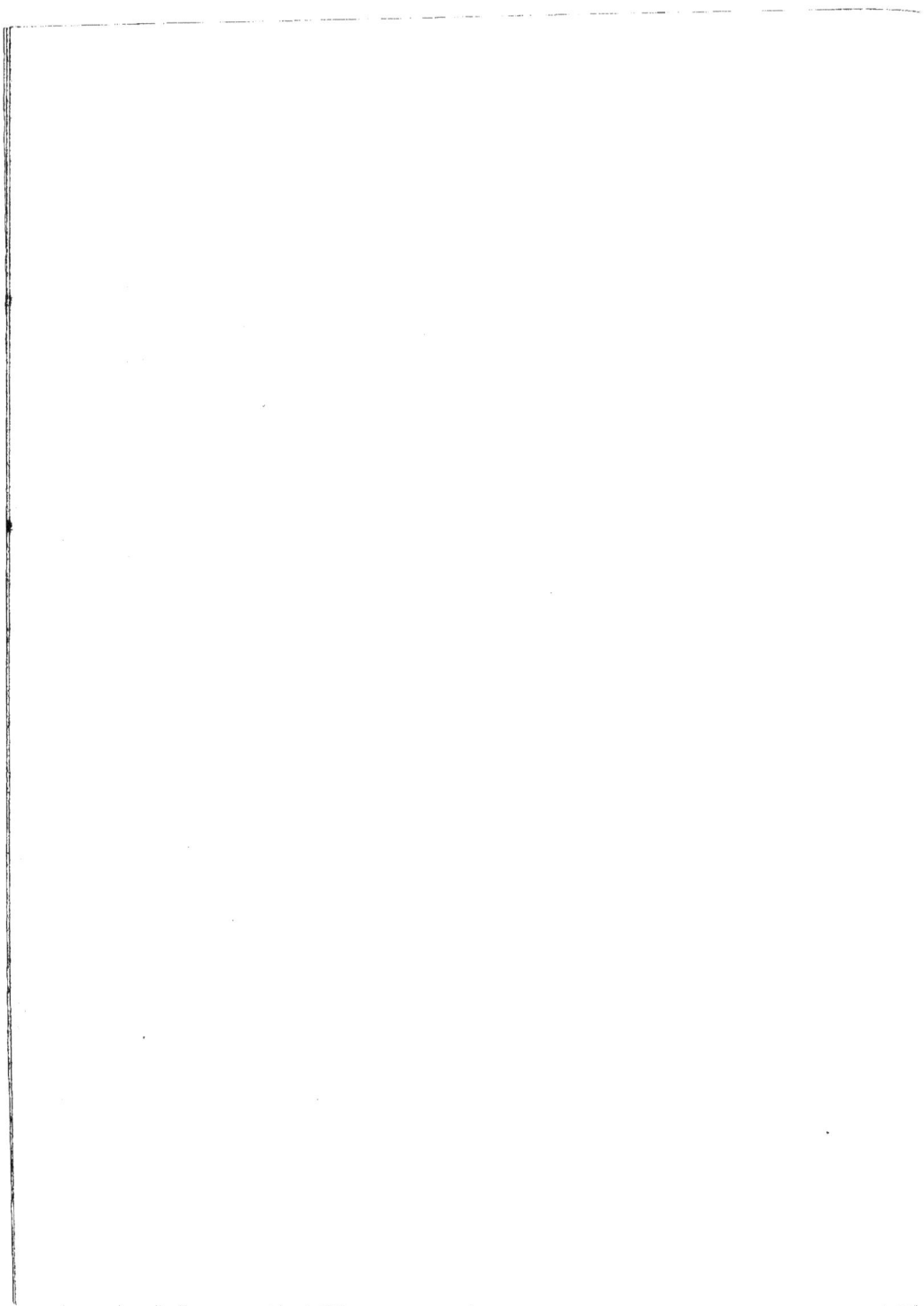

TOME VI. PLANCHE 2.

ANATOMIE CHIRURGICALE.

COU.

ADULTE, GRANDEUR NATURELLE.

INDICATION DES LETTRES ET DES CHIFFRES.

FIGURE 1.

COUCHE PROFONDE DE LA PARTIE LATÉRALE DU COU, ET DE L'EXTRÉMITÉ INFÉRIEURE DE LA FACE.

1° TÊTE.

A. Os malaire.
B. Os maxillaire inférieur, la partie supérieure de la branche étant enlevée pour montrer la fosse zygomatique.
C. Portion mastoïdienne du temporal.
a. Muscle buccinateur.
b. Muscle triangulaire des lèvres.

2° COU.

c. Splénius.
d. Scalène postérieur.
e. Scalène antérieur.
f. Constricteur inférieur du pharynx.
g. Thyro-hyoïdien, dont une portion est enlevée.
h. Mylo-hyoïdien.

3° EXTRÉMITÉ SUPÉRIEURE DU TRONC.

D. Clavicule.
E, E. Les deux premières côtes.
F. Épine de l'omoplate.
G. Tête de l'humérus dans sa capsule.

4° VAISSEAUX ET NERFS.

1. Artère carotide primitive.
2. Veine jugulaire interne.
3. Vaisseaux thyroïdiens supérieurs.
4. Veine thyroïdienne moyenne.
5. Veines thyroïdiennes inférieures.
6. Veine jugulaire antérieure.
7. Artère carotide externe.
8. Tronc veineux linguo-facial.
9. Nerf grand hypoglosse.
10. Branche nerveuse occipitale de la seconde paire cervicale.
11. Branche antérieure de la troisième paire.
12. Branches antérieures de la quatrième paire cervicale.
13. Plexus brachial (cinquième, sixième, septième, huitième paires cervicales, et première dorsale).
14. Nerf de la septième paire crânienne (portion dure).
15. Vaisseaux maxillaires internes.
16. Vaisseaux et nerfs dentaires inférieurs.
17. Vaisseaux faciaux.
18. Vaisseaux temporaux.
19. Artère sous-clavière.
20. Veine sous-clavière.

FIGURE 2.

RAPPORT DES TRONCS VASCULAIRES ET NERVEUX AVEC LES APONÉVROSES PRÉVERTÉBRALE ET PHARYNGIENNE.

La tête est sciée verticalement sur le diamètre transversal. La figure montre les aponévroses profondes sur le plan postérieur du pharynx, depuis la base du crâne jusqu'à la zone cervicale du thorax.

A. Corps sphéno-basilaire.
1. Sinus transverse.
2. Sinus pétreux inférieur ouvrant dans le golfe de la veine jugulaire.
3. Golfe de la veine jugulaire interne.
B. Rocher des temporaux.
C. Septième vertèbre cervicale qui donne attache à l'aponévrose prévertébrale.
D. Apophyse articulaire de la sixième vertèbre cervicale.

Côté DROIT.

E, E. *Aponévrose prévertébrale*, coupée verticalement sur le plan moyen.
a. Attache de l'aponévrose au corps sphéno-basilaire.
b. Insertion à l'occipital près de l'éminence jugulaire. L'aponévrose revêt en ce point la veine jugulaire, les nerfs de la huitième et de la neuvième paires, et le glosso-pharyngien.
c. Attache sur le corps de la septième vertèbre cervicale.
d. Insertion claviculaire.
e. Jonction de l'aponévrose prévertébrale avec l'aponévrose d'enveloppe du sterno-mastoïdien.
5, 6. Saillie de la veine jugulaire et de l'artère carotide, appliquées sur la face antérieure de l'aponévrose.
7. Ganglions lymphatiques jugulaires, également vus en transparence.
8, 8. Cinquième et sixième paires des nerfs cervicaux. Au-dessous se voient les septième et huitième paires, et la première dorsale, dont l'ensemble forme le *plexus brachial*. On a conservé ce plexus pour montrer les rapports des nerfs, séparés des gros vaisseaux par l'aponévrose prévertébrale. On a négligé les quatre premières paires, qui n'auraient eu ni origine, ni soutien, ni aboutissant.
10. Plexus brachial et vaisseaux axillaires, à leur passage sur la première côte (F).

Côté GAUCHE.

G, G. *Aponévrose pharyngienne postérieure*, appliquée au devant de la précédente.
H. Muscle sterno-mastoïdien.
12. Veine jugulaire interne, vue dans toute sa hauteur jusqu'à sa sortie du crâne.
13. Artère carotide primitive.
14. Grand sympathique.
15. Pneumo-gastrique. Ces nerfs sont coupés à leur sortie du crâne.
16. Vaisseaux sous-claviers, à leur passage sur la première côte.

ANATOMIE CHIRURGICALE.

PLANS MUSCULAIRES, APONÉVROSES, VAISSEAUX ET NERFS

DU PÉRINÉE.

ADULTE, GRANDEUR NATURELLE.

DISPOSITION GÉNÉRALE DES FIGURES.

FIGURE 1. Plan superficiel à deux couches : *côté droit,* aponévrose sous-cutanée; *côté gauche,* plan musculaire superficiel.

FIGURE 2. Même disposition des parties au contour. Au centre, on a enlevé les extrémités correspondantes des muscles superficiels, les releveurs de l'anus, le sphincter anal et les bulbo-caverneux, pour montrer les rapports des portions prostatique, membraneuse et spongieuse de l'urèthre.

Les signes ont la même valeur dans les deux *figures.*

INDICATION DES LETTRES ET DES CHIFFRES.

FIGURES 1 ET 2.

Parties accessoires.

Côté droit : a. Feuillet fibro-celluleux du grand fessier.

b. Aponévrose fémorale.

c. Artérioles et veinules sous-cutanées.

d. Filaments nerveux.

Côté gauche : Surface musculaire des attaches pelviennes du grand fessier et des muscles de la cuisse. En bas, le bord périnéal du grand fessier est échancré pour laisser voir la couture des vaisseaux honteux internes entre les deux ligaments sacro-sciatiques.

Surface périnéale.

CÔTÉ DROIT.

A. Aponévrose superficielle du périnée.

1. Branches cutanées de l'artère honteuse interne.

2. Veines cutanées correspondantes.

3. Branche superficielle du nerf honteux interne, avec ses rameaux fémoraux et péniens.

CÔTÉ GAUCHE.

B. Sphincter anal.

C. Sphincter rectal.

D. Releveur de l'anus.

E. Bulbo-caverneux.

F. Ischio-caverneux.

4. Tronc de l'artère honteuse interne.

5. Tronc de la veine honteuse interne.

6. Branches caverneuses des mêmes vaisseaux.

7. Leurs branches périnéales transversales.

8. Branches du releveur de l'anus et des sphincters.

9. Tronc du nerf honteux interne. On suit sur la *figure* ses divisions aux divers plans du périnée.

FIGURE 2.

De G en H, Espace quadrilatère borné en arrière par la section transversale du sphincter cutané G, et des releveurs de l'anus I; en avant, par une pareille section des bulbo-caverneux H; de chaque côté, par l'ischio-caverneux K. Au travers de cette échancrure se voit la portion périnéale du canal de l'urèthre.

A gauche, on a laissé une portion du feuillet fibro-celluleux et vasculaire intermédiaire du releveur et du sphincter rectal à la prostate.

L. Surface de la prostate.

M. Portion membraneuse de l'urèthre revêtue par ses constricteurs.

N. Bulbes de l'urèthre.

O. Aponévrose transversale en arcade, qui fixe aux deux branches du pubis la portion bulbeuse de l'urèthre.

Pl.3.

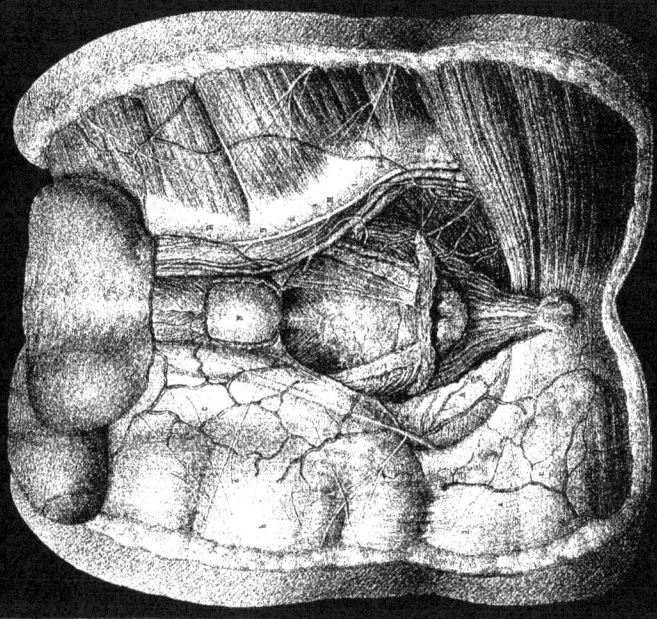

Fig.3

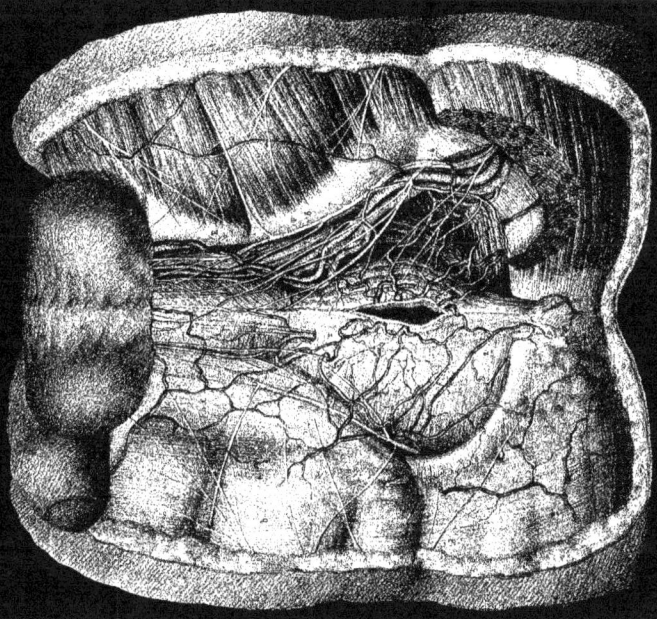

Fig.4

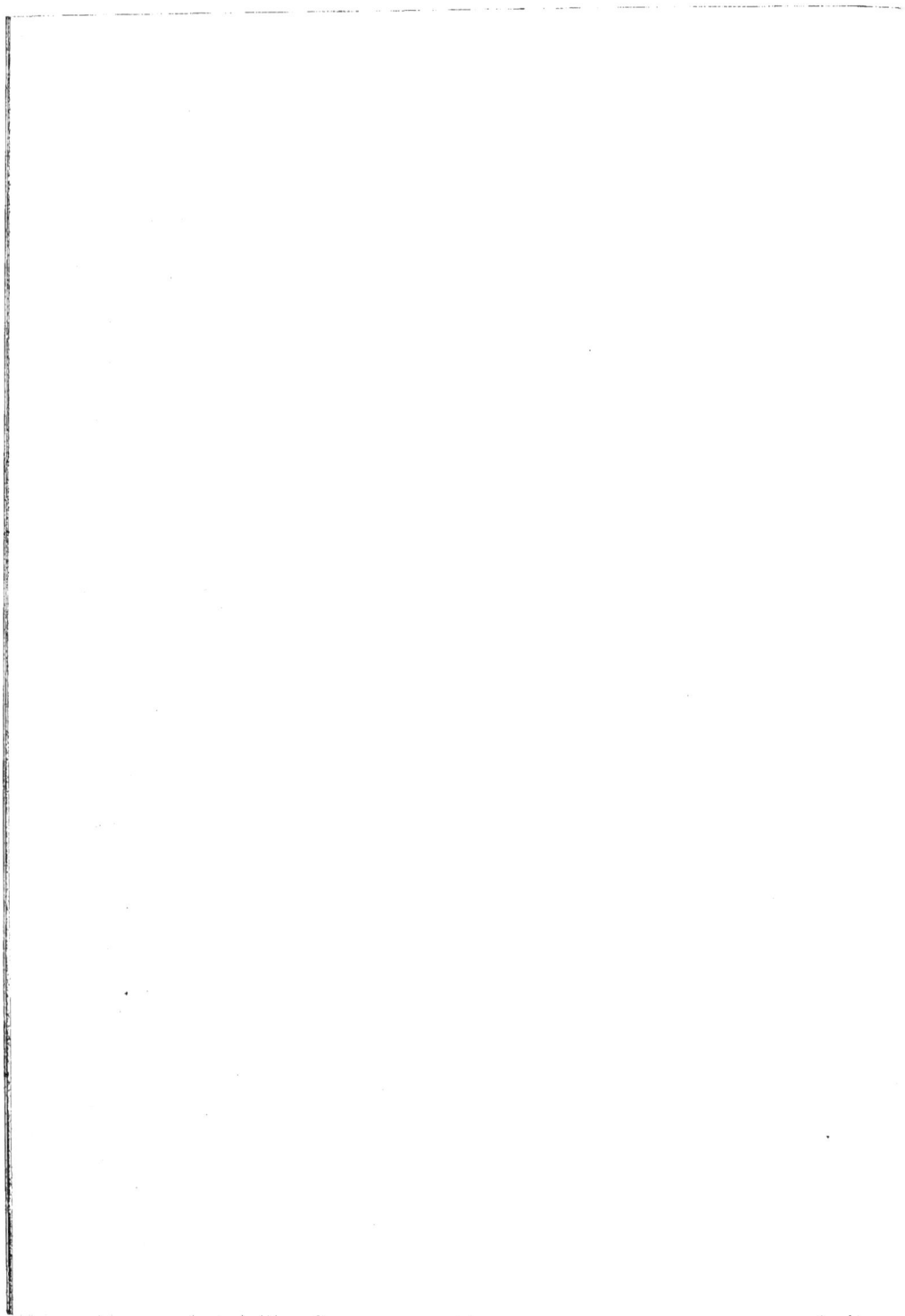

ANATOMIE CHIRURGICALE.

INTÉRIEUR DE LA CAVITÉ DU BASSIN.

ADULTE, GRANDEUR NATURELLE.

DISPOSITION GÉNÉRALE DE LA FIGURE.

La section transversale du tronc est opérée suivant deux plans. En arrière, elle passe dans le disque, au-dessus de la quatrième vertèbre lombaire, et intéresse latéralement les psoas, le carré des lombes, la masse du sacro-spinal et du transversaire épineux, et l'extrémité postérieure des trois muscles larges de l'abdomen. Le plan du segment antérieur continue dans les trois muscles abdominaux, et traverse le quart inférieur du muscle sterno-pubien.

Les deux côtés représentent des couches et des détails différens. Du côté droit, toutes les surfaces se présentent dans leur état naturel, recouvertes par le péritoine. Du côté gauche le péritoine est enlevé. Les parties sont seulement revêtues par leurs aponévroses d'enveloppe. Les vaisseaux et canaux de toutes espèces sont conservés. Dans le petit bassin, la vessie est réservée pour sa moitié droite, dans ses dimensions et ses rapports à l'état de plénitude. Sa moitié gauche est enlevée, laisse voir la prostate, la vésicule séminale, le bord du rectum, et la terminaison de l'uretère et du canal déférent.

L'objet principal de cette figure est de montrer les rapports des parties profondes de la cavité pelvienne, siège de nombreuses opérations; et, pour le grand bassin, de faire voir les gouttières des psoas-iliaques, et les orifices péritonéaux du canal inguinal, et de l'anneau crural, par lesquels s'effectuent les hernies.

INDICATION DES LETTRES ET DES CHIFFRES.

Côté droit.

A. Face supérieure de la vessie.
B. Milieu du trigone vésical, entre le col et l'insertion de l'uretère gauche.
C. Ouraque.
D. Artère ombilicale droite, recouverte par le péritoine.
E. Relief du canal déférent.
F. Relief des vaisseaux iliaques externes.
G. Relief des vaisseaux spermatiques.
H. Cul-de-sac péritonéal de l'anneau crural.
J. Cul-de-sac péritonéal de l'anneau inguinal interne.
K. Lieu où commence par déchirement la hernie inguinale interne.

Côté gauche.

Cavité pelvienne.

a. Glande prostate.
b. Vésicule séminale.
c. Rectum.
d. Uretère.
e. Artère ombilicale oblitérée.
f. Canal déférent.
g. Artère aorte.
h. Veine cave inférieure.
i, k. Artère et veine iliaques externes.
l. Artère hypogastrique.

m. Vaisseaux spermatiques.
n, n. Branches du plexus lombaire.
o. Nerf crural.
p. Anneau crural qui donne accidentellement passage aux viscères. Il est bouché en dedans par un ganglion lymphatique, qui fait obstacle à la hernie crurale.
q. Espace au travers duquel s'opère la hernie inguinale interne, par l'écaillement de l'aponévrose, entre les orifices vasculaires et le bord du canal droit.
r. Anneau inguinal interne, formé par les deux piliers du fascia transversalis, et dans lequel s'insinuent les vaisseaux spermatiques et le canal déférent. C'est par cet orifice que s'insinuent les viscères dans la hernie inguinale externe.
s. Vaisseaux épigastriques, intermédiaires par leur direction entre les trois points par lesquels s'effectuent les hernies.

Au contour des deux côtés.

1. Disque de la surface supérieure de la quatrième vertèbre.
2. Section du psoas.
3. Section du carré des lombes.
4. Section du transversaire épineux.
5. Section de la masse du sacro-spinal.
6. Aponévrose du grand dorsal.
7, 8, 9. Section du grand oblique, du petit oblique et du transverse.
10. Section du sterno-pubien.
11. Naissance des deux cuisses.

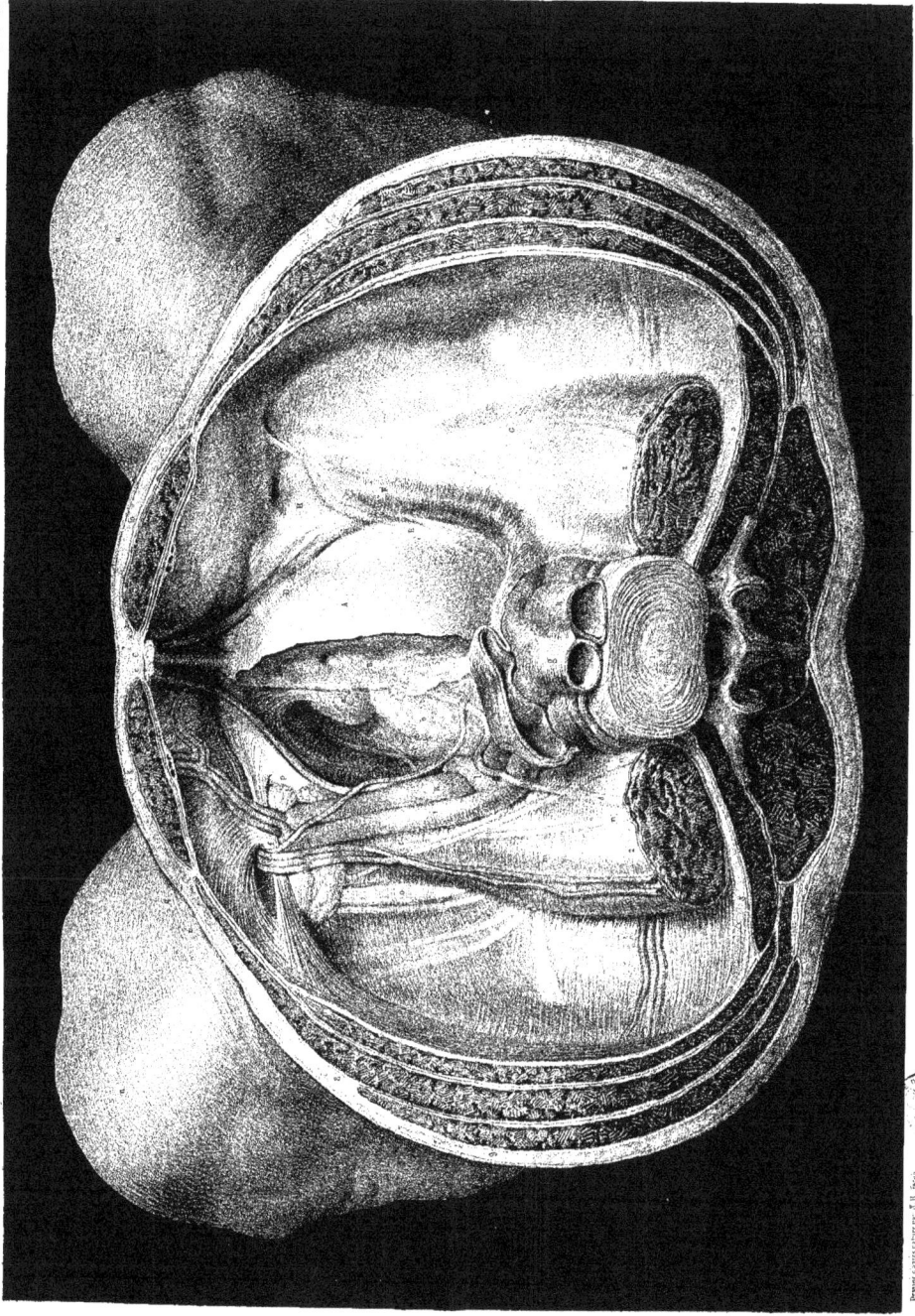

Pl. 4.

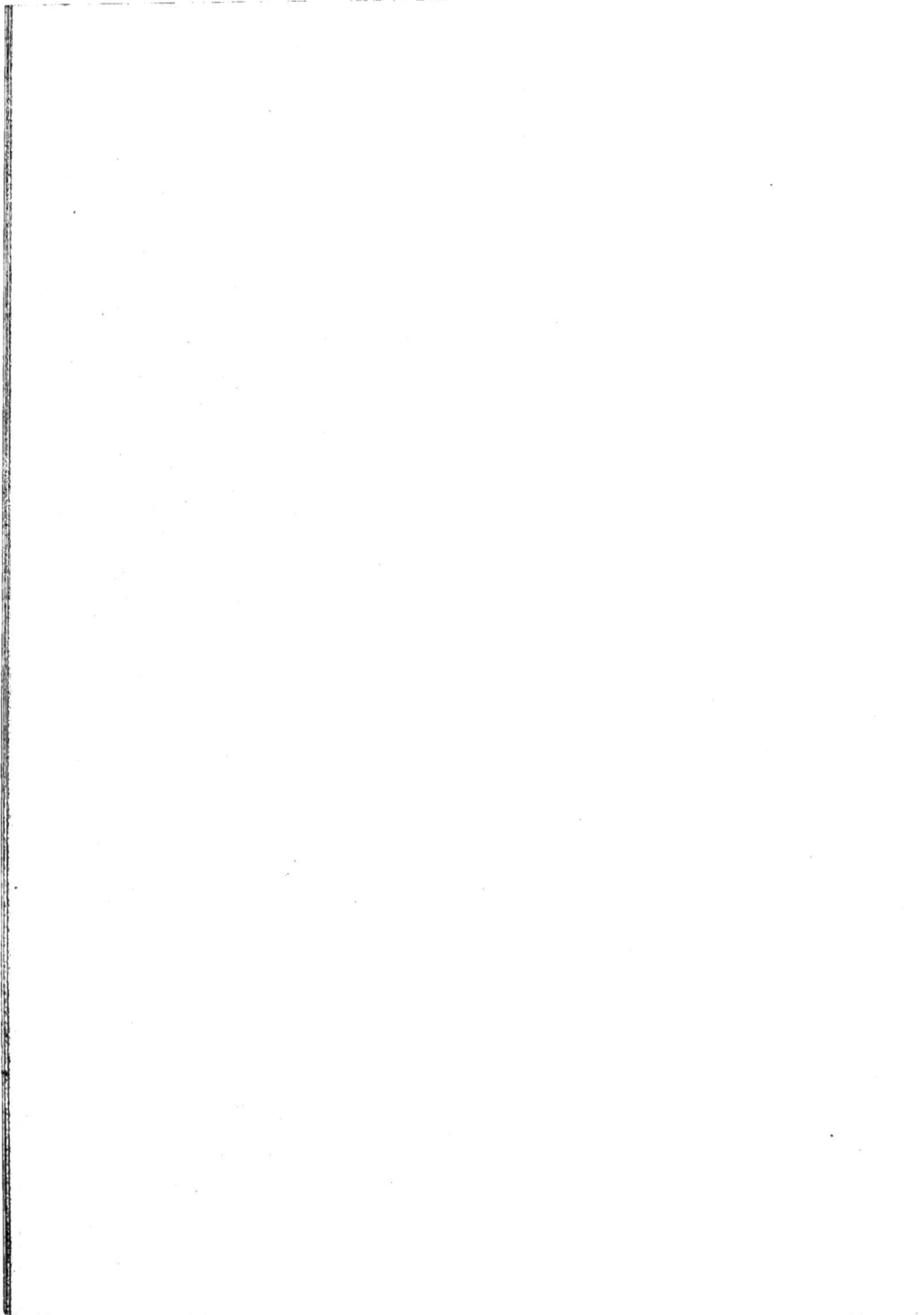

ANATOMIE CHIRURGICALE.

LOGES MUSCULAIRES,

APONÉVROSES, VAISSEAUX ET NERFS

DES RÉGIONS

LOMBAIRE, FESSIÈRE ET FÉMORALE POSTÉRIEURE.

ADULTE, DEMI-NATURE.

LES DEUX COTÉS DE LA FIGURE MONTRENT DES COUCHES DIFFÉRENTES.

INDICATION DES LETTRES ET DES CHIFFRES.

RÉGION LOMBAIRE.

Côté gauche.

A. Loge de la masse commune du sacro-spinal.
1. Feuillet moyen de l'aponévrose du transverse.
2. Petites aponévroses qui recouvrent les muscles inter-transversaires.
3. Muscle transversaire épineux.
4. Sections de la cloison aponévrotique qui limite en dehors la masse du sacro-spinal, et unit l'aponévrose du transverse avec celle des petits dentelés postérieurs.
5. Portion sacrée de l'aponévrose sacro-spinale.
6. Section du sacro-lombaire et du long dorsale.
7. Aponévrose des dentelés.
8,8. Branches postérieures des nerfs lombaires.
9,9. Branches postérieures des vaisseaux lombaires, artères et veines.
B. Extrémité postérieure de la loge du grand oblique traversée par des ramifications des vaisseaux récurrens iliaques, et des filamens nerveux lombaires.
10. Insertion du feuillet externe sur l'aponévrose du petit oblique.
11. Aponévrose du petit oblique.

Côté droit.

C. Loge du carré des lombes ouverte en arrière.
12. Feuillet antérieur de l'aponévrose du transverse.
13. Suture des feuillets antérieur et moyen qui limite le muscle en dehors.
14. Muscle transversaire épineux vu à découvert.
15. Extrémité postérieure de la loge du petit oblique; ce muscle et le grand oblique sont vus coupés au profil.

RÉGION FESSIÈRE.

Côté gauche.

D. Loge musculaire du *grand fessier supérieur* (abducteur de la jambe).
16. Nerfs fessiers.
17. Artères et veines fessières.

18. Vaisseaux ischiatiques.
E. Loge du *grand fessier inférieur* (extenseur de la cuisse.)
19. Ses vaisseaux et ses nerfs fournis par les troncs ischiatiques.
F. Grande cloison aponévrotique séparant les deux muscles grands fessiers.

Côté droit.

G. Loge du moyen fessier avec ses vaisseaux et ses nerfs.
H. Loge du pyramidal avec ses vaisseaux et ses nerfs.
I K. Loges des jumeaux supérieur et inférieur avec leurs vaisseaux et leurs nerfs.
L. Loge du carré crural avec ses vaisseaux et ses nerfs.
20. Nerfs grand et petit sciatiques, enveloppés en haut dans leur gaîne.

RÉGION FÉMORALE POSTÉRIEURE.

Côté gauche.

M. Loge de la longue portion du biceps avec ses vaisseaux et ses nerfs. Au fond, en dedans, on aperçoit en transparence le nerf grand sciatique.
21. Nerf petit sciatique au-devant de la loge.
N. Loge du demi-tendineux avec ses vaisseaux et ses nerfs.
O. Loge du demi-membraneux.
P. Aponévrose fascia-lata.
Q. Surface interne de l'aponévrose fémorale.

Côté droit.

R. Intérieur de la loge du grand adducteur.
22. Nerf grand sciatique avec les rameaux qu'il fournit au grand adducteur.
23. Nerf petit sciatique.
24. Vaisseaux et nerfs provenant des obturateurs.
25. Branches terminale des vaisseaux circonflexes internes.
26. Vaisseaux fémoraux profonds.
27. Branches perforantes.
S. Loge du droit interne.
T. Tendon fémoral du grand fessier inférieur.
U. Aponévrose fascia-lata.

Pl. 6.

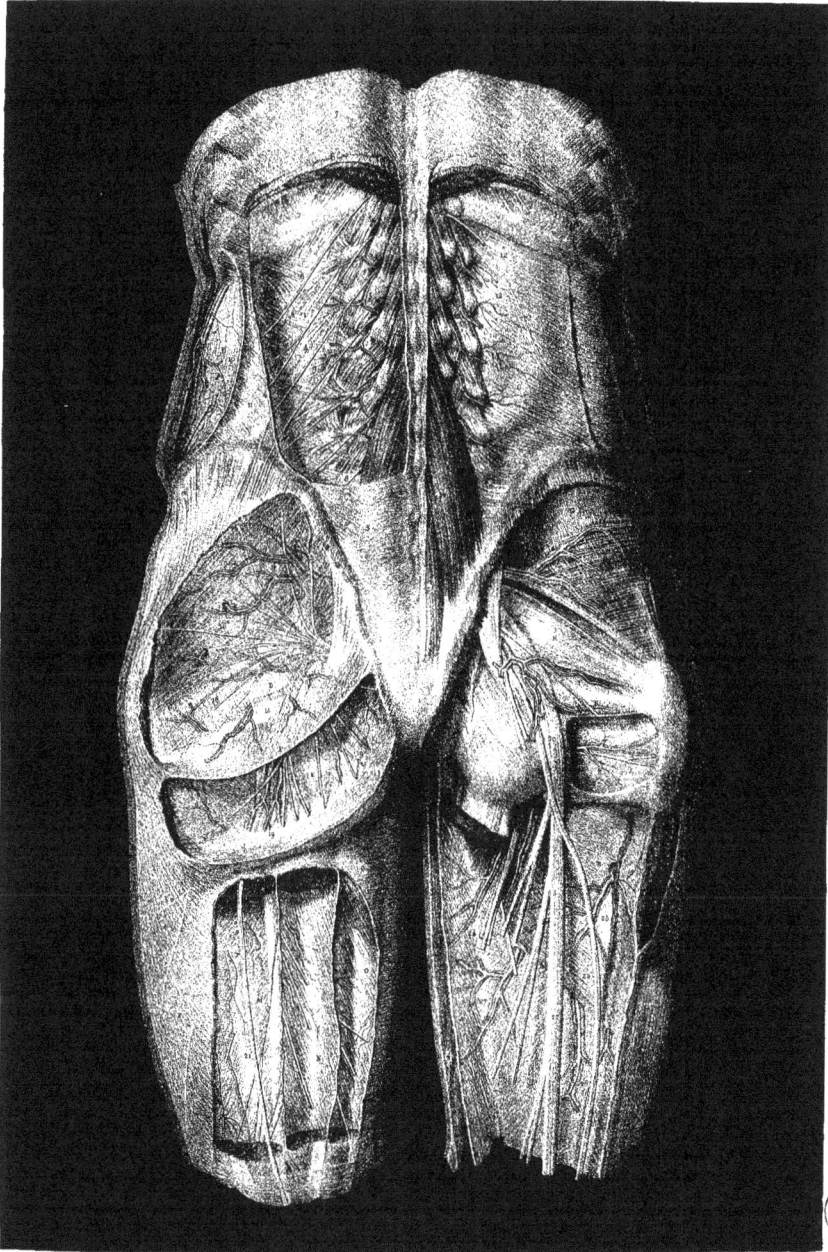

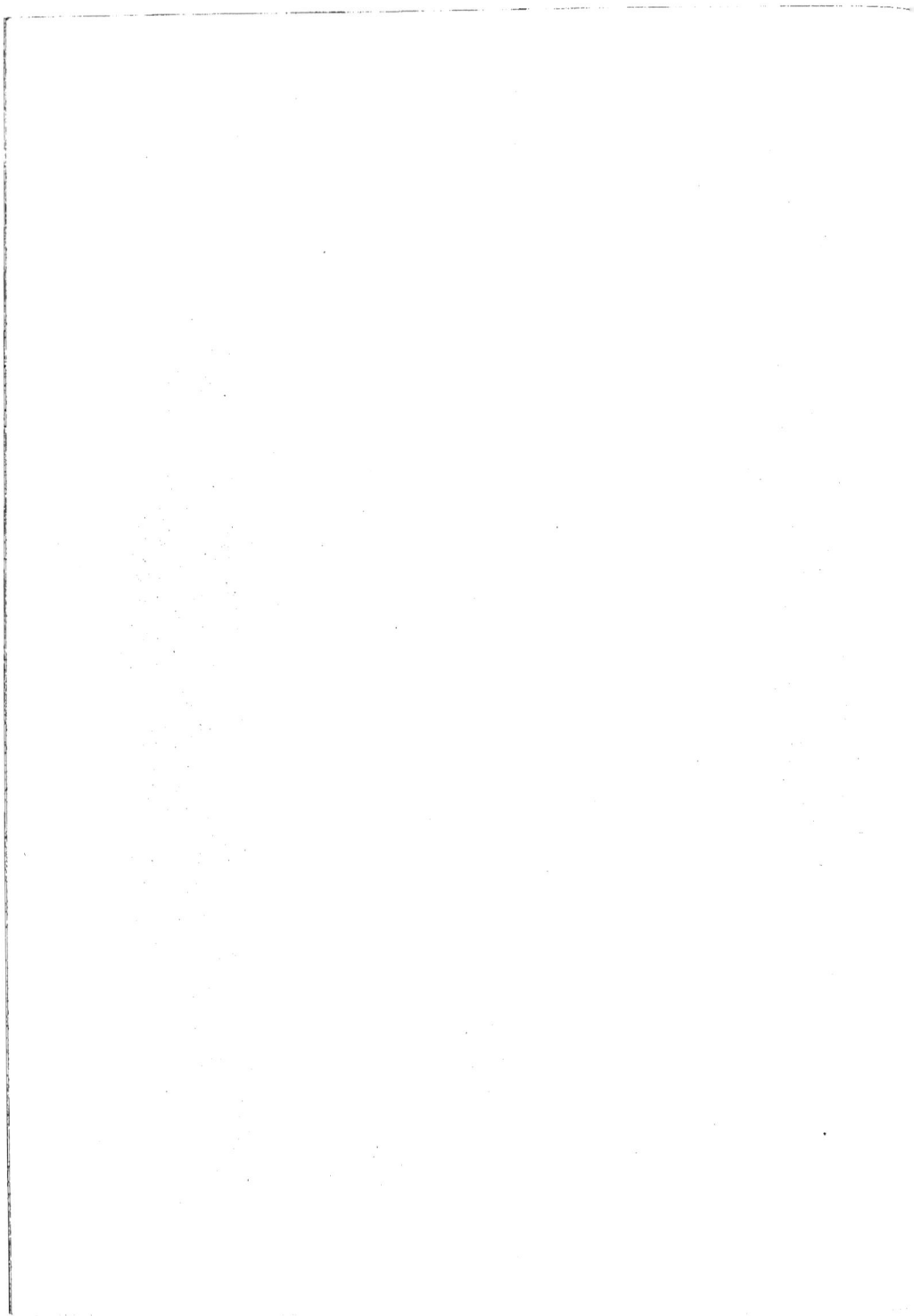

TOME VI. PLANCHE 6.

ANATOMIE CHIRURGICALE.

LOGES MUSCULAIRES, APONÉVROSES,
VAISSEAUX ET NERFS DU COU ET DE L'AISSELLE.

ADULTE, GRANDEUR NATURELLE.

INDICATION DES LETTRES ET DES CHIFFRES.

COU.

1º RÉGION SUS-HYOÏDIENNE.

A. Glande parotide.

B. Glande sous-maxillaire.

1. Artère et veine sous-mentales, accompagnées de ganglions lymphatiques, et rampant sur le plan du muscle mylo-hyoïdien.

C. Loge musculaire du ventre maxillaire du digastrique.

2º RÉGION SOUS-HYOÏDIENNE.

D. Loge du sterno-hyoïdien, au fond de laquelle se voient les sterno-thyroïdiens et thyro-hyoïdiens.

E. Scapulo-hyoïdien à découvert. Au-delà il continue d'être visible en transparence sous le sterno-mastoïdien.

De F en F. Grande loge du sterno-mastoïdien. Au-devant de cette loge, qu'elle croise en diagonale, monte verticalement la veine jugulaire externe (2). Dans l'intérieur de la loge se distribuent les vaisseaux et les nerfs propres du muscle, et derrière son feuillet postérieur se voient en transparence.

3. Artère carotide primitive.

4. Veine jugulaire interne.

Outre les origines des vaisseaux thyroïdiens, de nombreux vaisseaux lymphatiques et des nerfs.

AISSELLE,

LE BRAS ÉTANT ÉLEVÉ EN ARRIÈRE.

La figure développe l'aisselle proprement dite, et les parties circonvoisines, comprenant, 1º le creux axillaire inscrit entre les masses du grand pectoral en avant, du grand rond et du grand dorsal en arrière; 2º la région des vaisseaux axillaires, aperçus derrière la gaîne des muscles pectoraux; 3º la région brachiale interne et supérieure.

1º CREUX DE L'AISSELLE.

5. Masse de ganglions lymphatiques, encastrée dans du tissu adipeux. Elle est isolée par le feuillet du dédoublement du grand pectoral, de la région des vaisseaux axillaires. Le creux de l'aisselle est traversé par les vaisseaux scapulaires inférieurs 6, les vaisseaux thoraciques longs 7, et par les branches inférieures du plexus qui les accompagnent.

G. Extrémité supérieure de la loge du grand dorsal avec ses vaisseaux et ses nerfs.

H. Feuillet de la loge du grand dorsal qui limite le creux axillaire en arrière.

I. Feuillet de la loge du grand pectoral qui limite le creux axillaire en avant et en dedans. On le suit de l'œil supé-rieurement où il passe au-devant des gros vaisseaux et des nerfs. Il contracte, en arrière, des adhérences avec leurs gaînes; reçoit, en dehors, l'aponévrose brachiale, et forme la seule ligne réelle de démarcation entre la région sous-claviculaire et la région brachiale interne supérieure. A son extrémité il se perd sur le tendon du muscle.

K. Feuillet de l'aponévrose brachiale qui vient rejoindre les tendons du grand dorsal et du grand pectoral, adhère au pourtour sur les vaisseaux sortans, et limite le fond de l'aisselle en haut.

2º RÉGION SOUS-CLAVICULAIRE.

Elle montre la loge de réception du grand pectoral, dans laquelle on a ouvert celle du petit pectoral, de manière à montrer les vaisseaux sous-jacens. Le deltoïde est coupé avant ses attaches scapulaires.

8. Artère axillaire.

9. Veine axillaire, un peu airignée en bas pour dégager les nerfs.

10. Tronc du nerf cutané externe, avant qu'il envoie une forte branche au médian.

11. L'une des racines du nerf médian.

12, 12. Vaisseaux acromio-thoraciques, avec les nerfs qui se distribuent aux muscles pectoraux.

13. Veine céphalique.

L. Muscle sous-clavier renfermé dans son enveloppe aponévrotique. Il adhère, par un contour en infundibulum, avec les gros vaisseaux.

3º RÉGION BRACHIALE INTERNE SUPÉRIEURE.

M. Portion de la loge du biceps, dont le muscle existe aux deux extrémités. Dans cette loge rampent ses vaisseaux et ses nerfs propres, et au fond se voit en transparence le deltoïde.

N. Surface du triceps, recouverte par l'aponévrose brachiale postérieure, qui vient s'insérer sur les tendons du grand dorsal et du grand rond. Cette surface est parcourue par les branches brachiales cutanées internes des second et troisième nerfs intercostaux.

14. Artère brachiale.

15. Veine humérale interne.

16. Veine basilique.

17. Nerf musculo-cutané.

18. Nerf médian.

19. Nerf cutané interne.

20. Nerf cubital.

Le nerf radial et les vaisseaux collatéraux externes ne sont pas visibles dans la disposition de la figure.

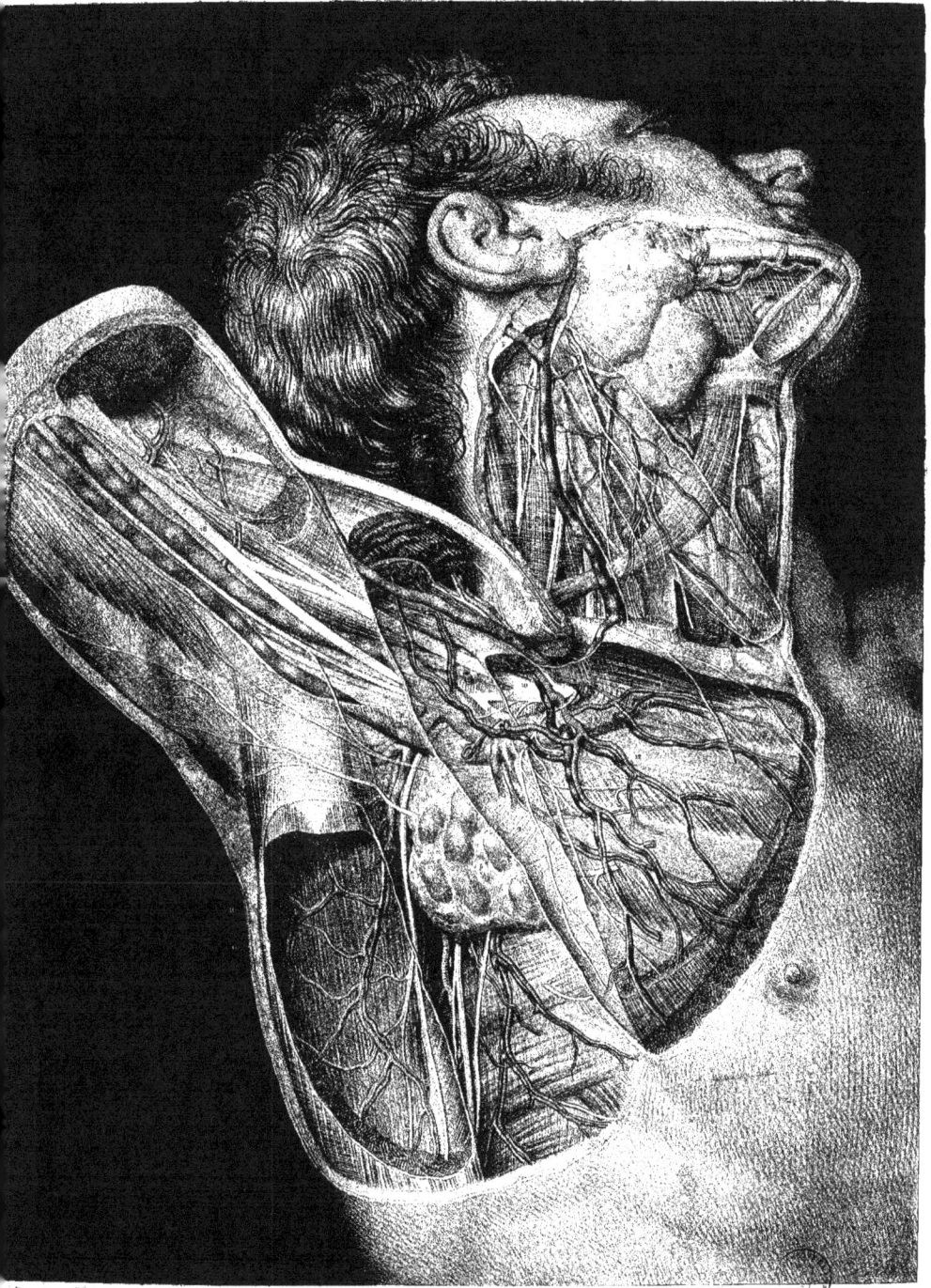

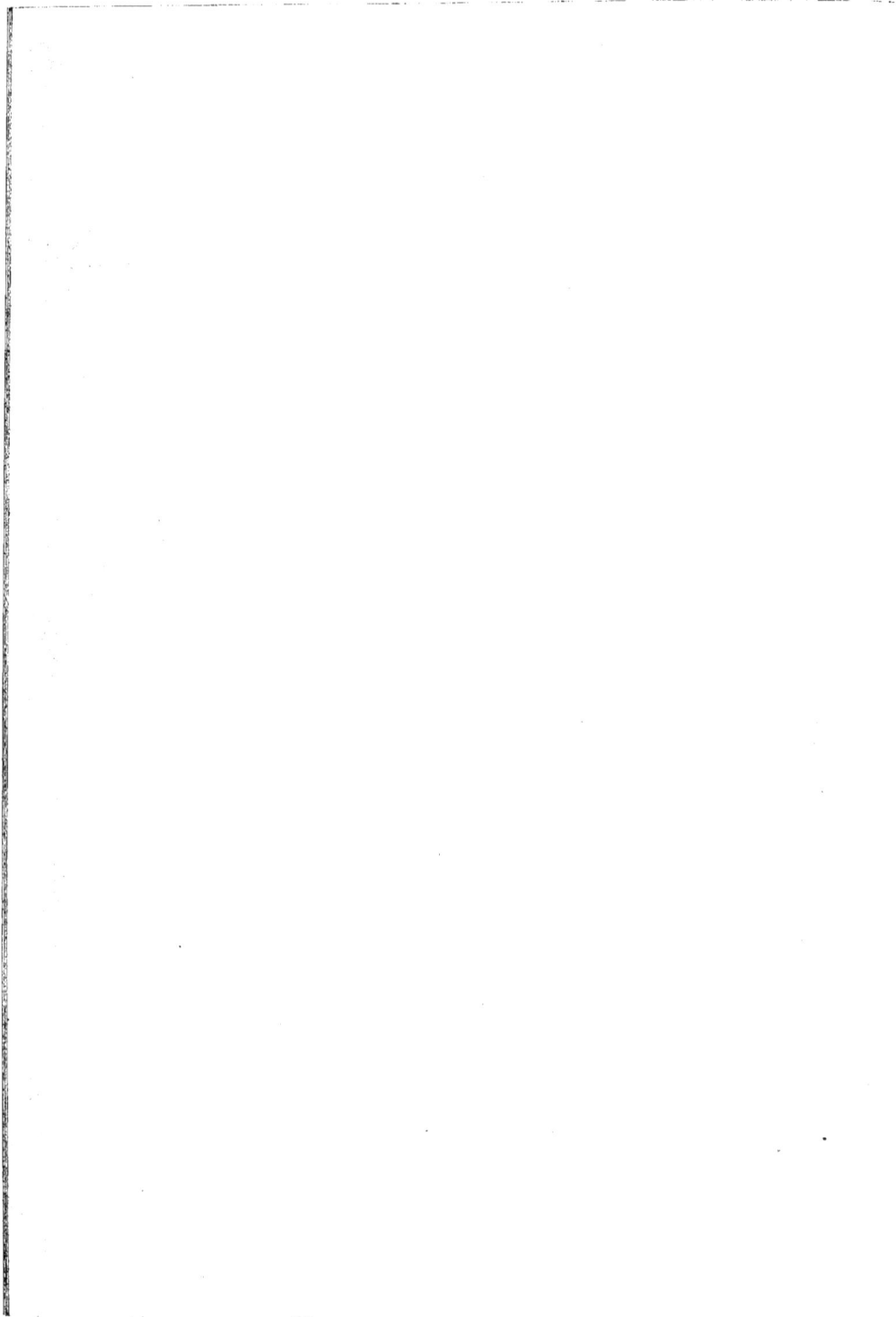

ANATOMIE CHIRURGICALE.

LOGES MUSCULAIRES,

APONÉVROSES, VAISSEAUX ET NERFS.

DES RÉGIONS

INGUINALE ET FÉMORALE ANTÉRIEURE.

ADULTE, GRANDEUR NATURELLE.

INDICATION DES LETTRES ET DES CHIFFRES.

1° RÉGION INGUINALE.

Préparation. Le fascia superficialis étant enlevé, l'aponévrose du grand oblique, mise à découvert, est fendue en regard du diamètre longitudinal de l'anneau inguinal pour en montrer les détails intérieurs.

A. *Intérieur de l'anneau inguinal.*

1, 1. Segment supérieur de l'aponévrose du grand oblique renversé en haut.

2. Segment inférieur de l'aponévrose du grand oblique renversé sur la cuisse.

3. Muscle crémaster également renversé en bas.

4. Arcade musculaire du transverse et du petit oblique, légèrement inclinée en haut.

5, 5. Enveloppe propre du cordon spermatique, dont le segment antérieur est enlevé pour montrer l'intérieur du canal.

6. Cordon des vaisseaux spermatiques renfermé dans le cylindre fibreux de son enveloppe spéciale.

7. Portion de l'aponévrose du grand oblique conservée pour former l'anneau inguinal externe.

8. Anneau inguinal externe donnant issue au cordon.

9. Pilier interne de l'anneau.

10. Portion libre sous-cutanée du cordon des vaisseaux spermatiques enveloppée par le dartos.

B. Aponévrose du grand oblique.

C. Extrémité intérieure du muscle grand oblique.

D. Portion des tégumens et du pannicule adipeux sous-cutané.

2° RÉGION FÉMORALE.

E. Feuillet aponévrotique qui recouvre en avant les vaisseaux fé-

moraux dont la saillie se prononce à la surface ; ce feuillet adhère par sa face postérieure à la gaîne vasculaire, d'où il résulte que, dans l'état physiologique, il n'existe pas de canal crural.

11, 11. Anse fibreuse formée par l'aponévrose fémorale et qui circonscrit le passage de la veine saphène interne.

12. Veine saphène interne.

13. Point où elle traverse l'aponévrose, pour se jeter dans la veine fémorale profonde. C'est cette disposition qui nécessite l'anse de l'aponévrose fémorale (11) et le feuillet fibreux complémentaire qui revêt les vaisseaux (A).

14, 14. Ganglions lymphatiques inguinaux encastrés dans de petites loges spéciales dans l'épaisseur des aponévroses.

15. Artères et veines inguino-abdominales.

F. Surface interne de la cuisse recouverte par l'aponévrose fémorale d'enveloppe.

G. Gaîne fibro-celluleuse du muscle couturier.

16, 16. Vaisseaux fémoraux accompagnés de leur nerf satellite, et vus en transparence derrière la loge du couturier dont ils coupent la direction en ligne diagonale.

17, 17. Vaisseaux de nutrition du couturier.

18. Long rameau nerveux propre à ce muscle.

19. Rameau nerveux cutané.

H. Loge musculaire du fascia-lata garnie de ses vaisseaux et de ses nerfs.

I. Loge musculaire du droit antérieur de la cuisse, garnie de ses vaisseaux et de ses nerfs.

K. Portion de l'aponévrose fémorale qui revêt l'extrémité supérieure coupée du droit antérieur.

L. Aponévrose fascia-lata.

M. Portion du muscle vaste interne.

Pl. 7.

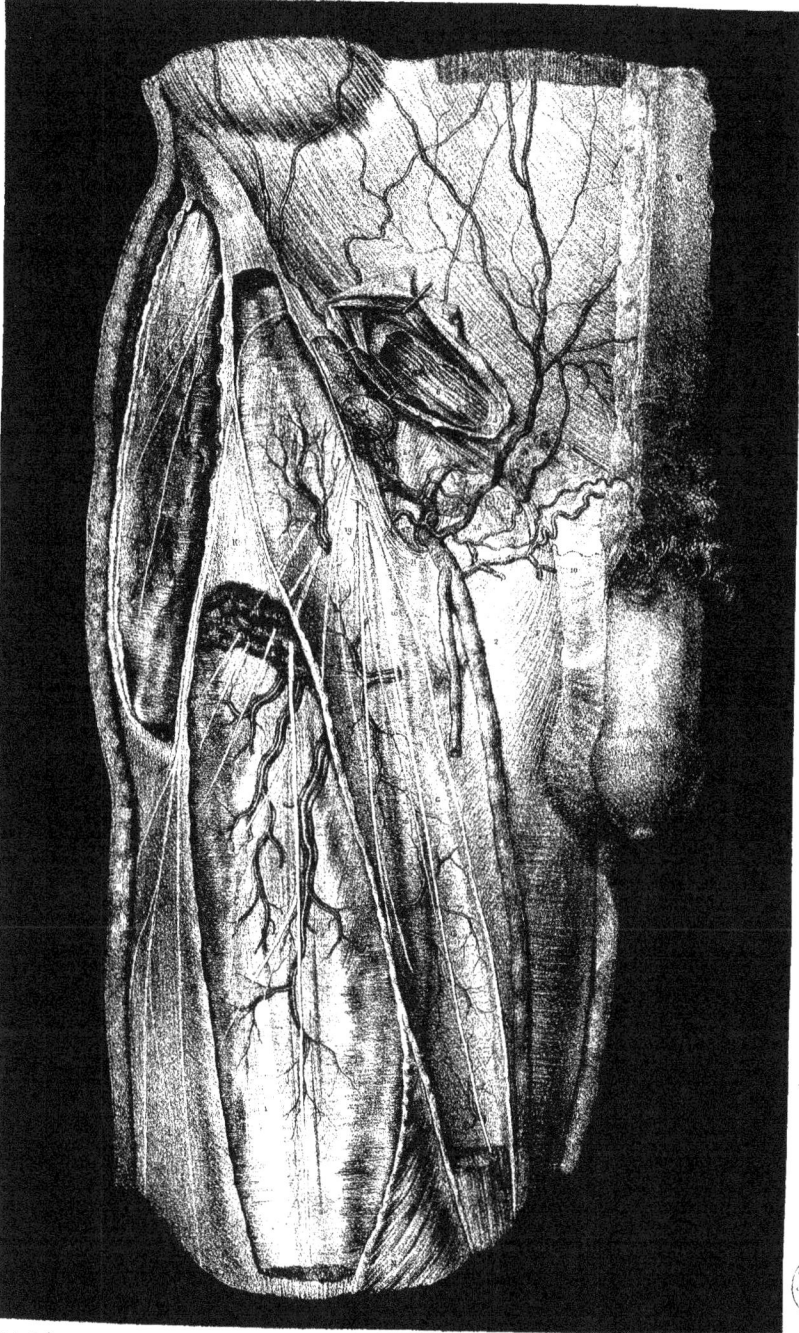

Dessiné d'après nature par N. H. Jacob.

Lith. de Bénard et Frey.

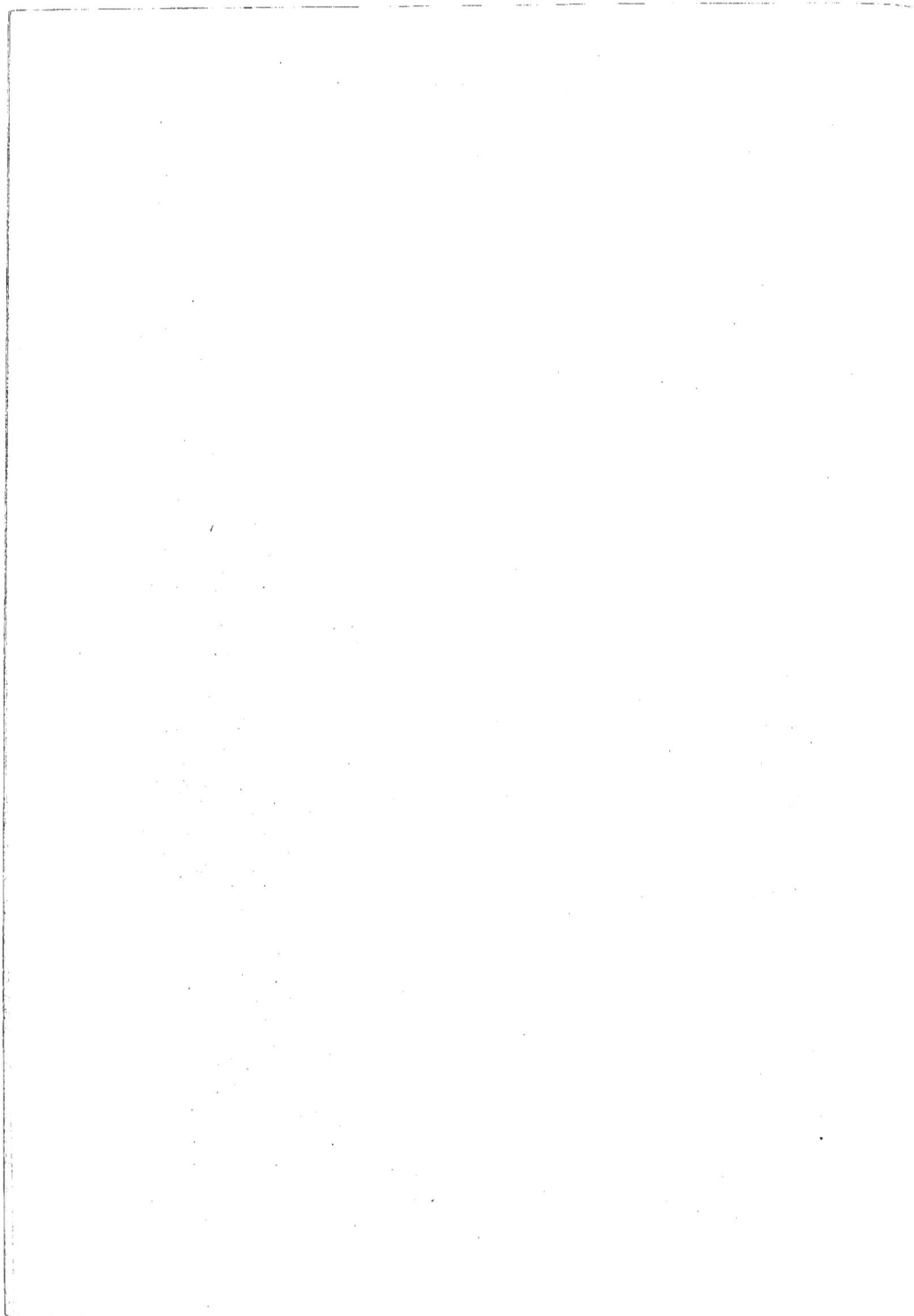

ANATOMIE CHIRURGICALE.

LOGES MUSCULAIRES,

APONÉVROSES, VAISSEAUX ET NERFS

DES RÉGIONS

INGUINALE, ABDOMINALE INFÉRIEURE ET FÉMORALE SUPÉRIEURE.

ADULTE, GRANDEUR NATURELLE.

INDICATION DES LETTRES ET DES CHIFFRES.

1° Région inguinale.

Préparation. L'arcade crurale est soulevée en dedans par une airigne, de manière à montrer à revers l'infundibulum de la gaine des vaisseaux fémoraux, les bandelettes de l'aponévrose du grand oblique et le ligament de Gimbernat.

A. Bandelettes de l'aponévrose du grand oblique, airignée, qui forme l'arcade fibreuse crurale sus-vasculaire.
  1. Bandelette postérieure qui forme le segment antérieur de l'arcade crurale sous lequel passent les gros vaisseaux.
  2. *Ligament de Gimbernat,* qui n'est autre que l'insertion à la branche du pubis, ou le pilier postérieur externe de l'aponévrose du grand oblique.
  3. *Infundibulum fibreux,* qui se compose dans le segment antérieur des adhérences de la gaine des vaisseaux, avec le contour fibreux de l'anneau crural.

B. *Anneau inguinal externe.*
  4. Pilier interne de l'anneau inguinal formé par la bandelette correspondante de l'anneau; elle est coupée à moitié de sa largeur dans cette figure, pour dégager la loge du sterno-pubien.
  5. Pilier externe.
  6. Cordon des vaisseaux spermatiques, coupé à sa sortie de l'anneau inguinal.

2° Région inguino-abdominale.

C. Aponévrose du grand oblique, le fascia superficialis étant enlevé.
D. Extrémité inférieure de la *loge du muscle sterno-pubien.*
  7. Portion de la paroi postérieure formée par l'extrémité inférieure du feuillet postérieur de l'aponévrose du transverse.
  8. Portion inférieure de la loge musculaire tapissée par le feuillet fibro-celluleux sus-péritonéal.
  9. Vaisseaux épigastriques.
  10. Branches antérieures des vaisseaux lombaires.
  11, 11. Filamens antérieurs des nerfs lombaires.
  12, 12. Ligne blanche.
  13. Anneau ombilical.

14. Ligament triangulaire inférieur, formant l'attache pubienne de la ligne blanche.
15, 16. Coupe des feuillets aponévrotiques du petit oblique (15) et du grand oblique (16), qui revêtent en avant le sterno-pubien.

E. *Loge fibro-celluleuse du petit oblique.* Ce muscle et le grand oblique sont coupés au profil. Le fond de la loge est formé par le feuillet celluleux du transverse, et parcouru par les vaisseaux récurrens iliaques (17) et par les branches antérieures des nerfs lombaires (18, 18).

3° Région inguino-fémorale.

F. Vaisseaux fémoraux renfermés dans leurs gaines, et appliqués sur l'aponévrose d'enveloppe du psoas iliaque. Plus bas, la gaine des vaisseaux s'enfonce entre celles des adducteurs et le vaste interne (G).

H. Loge aponévrotique du muscle pectiné.
  19. Attache pubienne conservée.
  20. Branche du pubis.
  21. Vaisseaux de nutrition dégagés des vaisseaux fémoraux.
  22. Vaisseaux et nerf obturateurs vus en transparence derrière le feuillet postérieur de la loge.

J. Loge musculaire du premier adducteur.
  23, 23. Vaisseaux de nutrition dégagés de l'artère fémorale.
  24. Rameau nerveux du même muscle fourni par l'obturateur.
  25. Tronc du nerf obturateur vu en transparence derrière le feuillet postérieur.

K. *Extrémité supérieure de la loge du droit interne.*
L. *Extrémité supérieure de la loge du couturier.*
M. *Loge du droit antérieur de la cuisse.*
  26. Extrémité supérieure coupée dans le point où elle contourne la saillie de l'iliaque.
  27. Vaisseaux de nutrition fournis par les vaisseaux fémoraux, et accompagnés d'un filament du nerf crural, et vaisseaux musculaires fournis par les collatéraux externes.

  On voit en transparence les vaisseaux collatéraux externes et leurs nerfs satellites.

N. *Loge du fascia-lata avec ses vaisseaux et ses nerfs.*

Pl. 8.

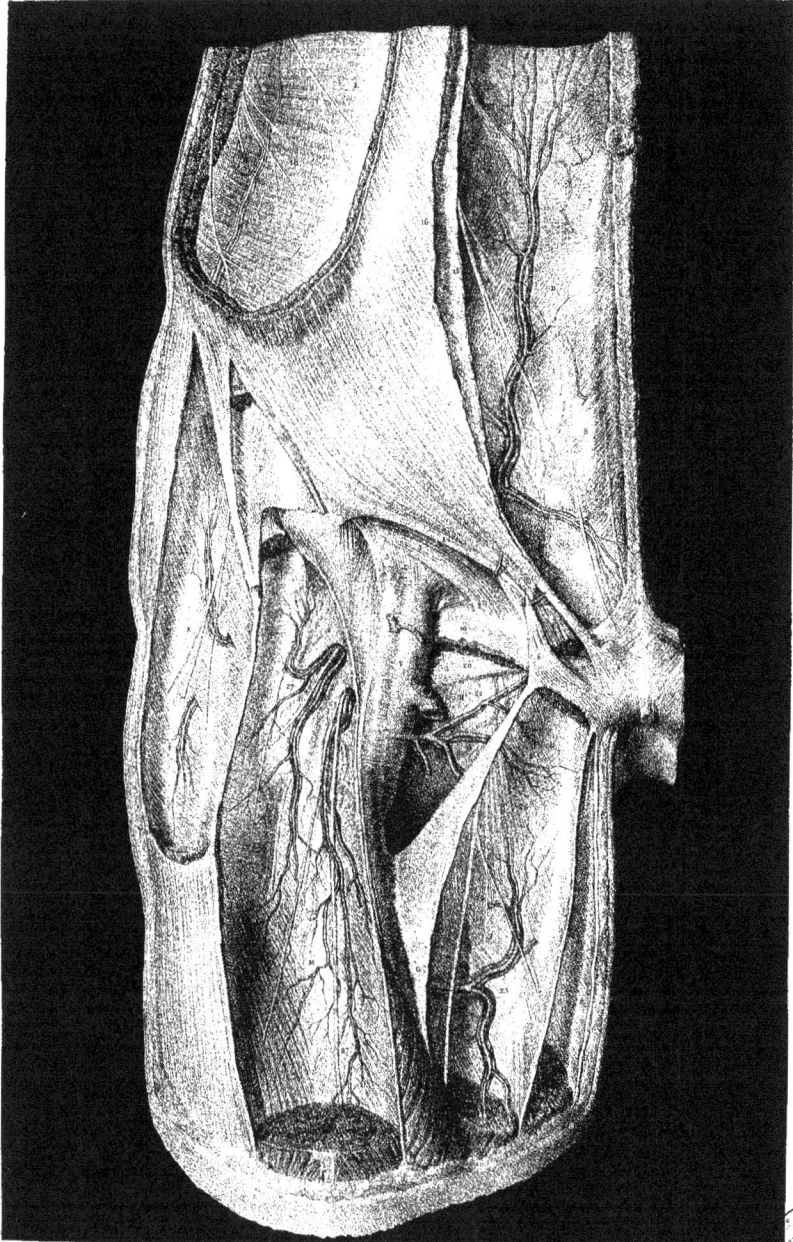

Dessiné d'après nature par N. H. Jacob

Lith. de Bonnet et Frey

ANATOMIE CHIRURGICALE.

LOGES MUSCULAIRES,
APONÉVROSES, VAISSEAUX ET NERFS
DU MEMBRE THORACIQUE.

Figure 1. — PLAN ANTÉRIEUR.

Figure 2. — PLAN POSTÉRIEUR.

ADULTE, DEMI-NATURE.

INDICATION DES LETTRES ET DES CHIFFRES.

FIGURE 1.

A. Muscle deltoïde dans sa gaîne, avec ses vaisseaux et ses nerfs.
B. Section du muscle grand pectoral.

Creux axillaire.

1. Nerf médian.
2. Artère axillaire.
3. Veine axillaire.

Bras.

C. Loge du biceps, avec ses vaisseaux et ses nerfs ; au contour se voient :
   1° *En dedans :* 4. Continuation du nerf médian.
5. Vaisseaux huméraux dans leur gaîne.
6. Nerf cutané interne.
7. Veine basilique.
   2° *En dehors :* 8. Veine céphalique.

Pli du bras.

9. Nerf cutané externe.
10. Veine médiane céphalique.
11. Veine médiane basilique, sous laquelle croisent le nerf médian et les gros vaisseaux.
12. Nerf cutané interne.
13. Veine cubitale postérieure.

Avant-bras.

D. Loge médiane du long fléchisseur superficiel. Derrière le feuillet séreux se voient avec évidence en transparence :
14. Vaisseaux cubitaux.
15. Nerf cubital.
16. Continuation du nerf médian.
17. Vaisseaux médians de l'avant-bras.
E. Loge du grand supinateur et des radiaux. Elle est séparée de la précédente par :
18. Nerf radial.
19. Vaisseaux radiaux.

Main.

La figure montre la couche superficielle de la main, l'aponévrose palmaire étant enlevée.
20. Arcade vasculaire superficielle fournie par les vaisseaux cubitaux.
21. Filaments du nerf radial.
22. Nerf médian.
23. Nerf cubital.
On suit les branches digitales des vaisseaux et des nerfs, au-devant des tendons fléchisseurs et des muscles lombricaux à la région métacarpienne, et les branches collatérales, le long des bords des doigts.

FIGURE 2.

F. Loge du deltoïde, avec les vaisseaux et nerfs circonflexes.

Bras.

G. Loge du triceps ; le fond de la figure est formé par le brachial antérieur et le coraco-brachial revêtus par les aponévroses externe et interne.
24. Nerf radial.
25. Vaisseaux collatéraux externes.
26. Nerf cubital.

Avant-bras.

H. Loge de l'anconé.
I. Loge du cubital postérieur avec ses vaisseaux ; on voit en transparence le nerf cubital.
K. Partie supérieure de la loge du long supinateur et du premier radial avec leurs vaisseaux.
L, M, N. Loges de l'extenseur commun des doigts (L) ; de l'extenseur propre du petit doigt (M), et du cubital postérieur (N).

Main.

27. Branches digitales du nerf radial.
28. Branches digitales du nerf cubital.
La figure montre en outre les veines dorsales de la main et les tendons extenseurs.

Pl. 9.

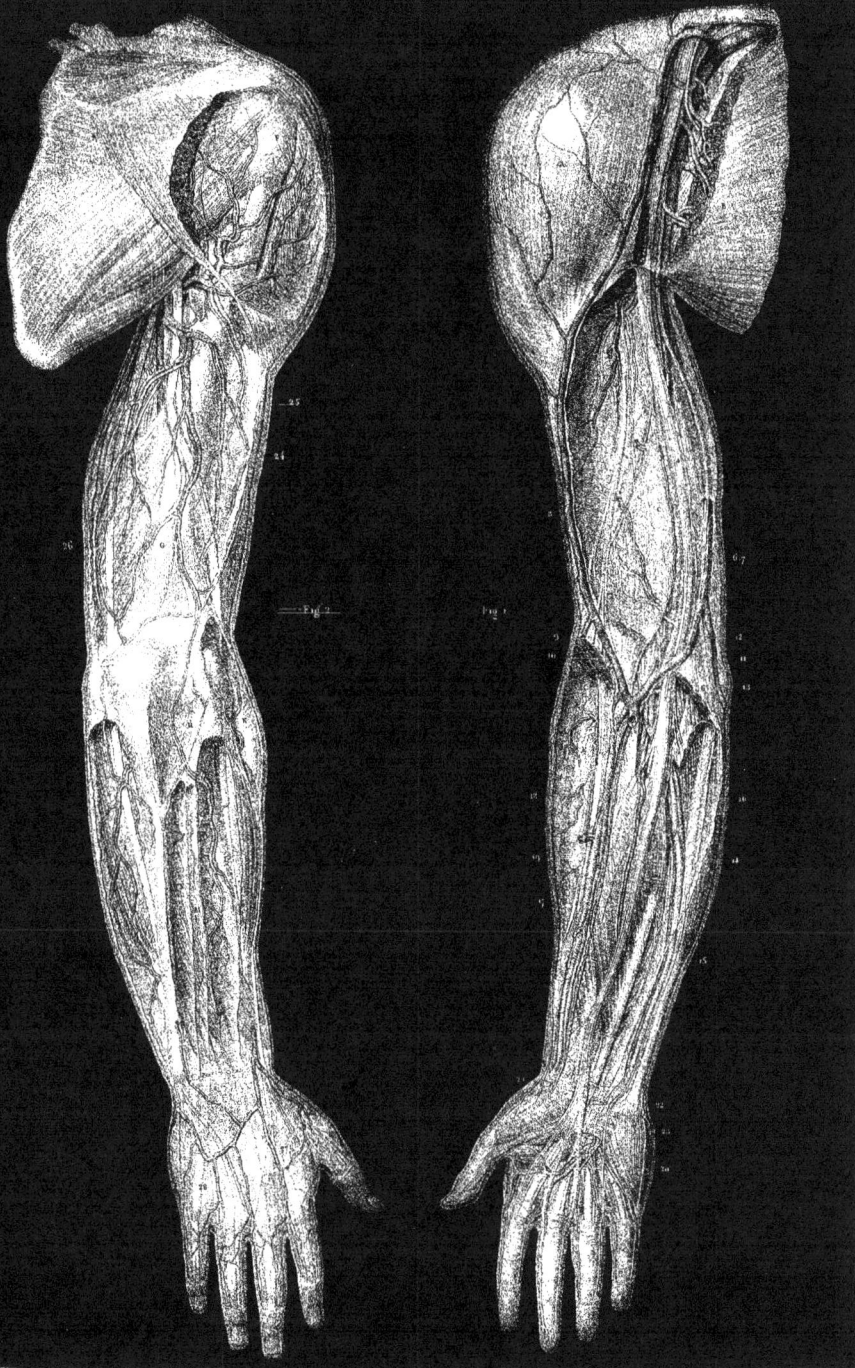

Fig. 2.   Fig. 1.

N. H. Jacob direxit.   Dessiné d'après nature par Beglet.   Lith. de Bernard.

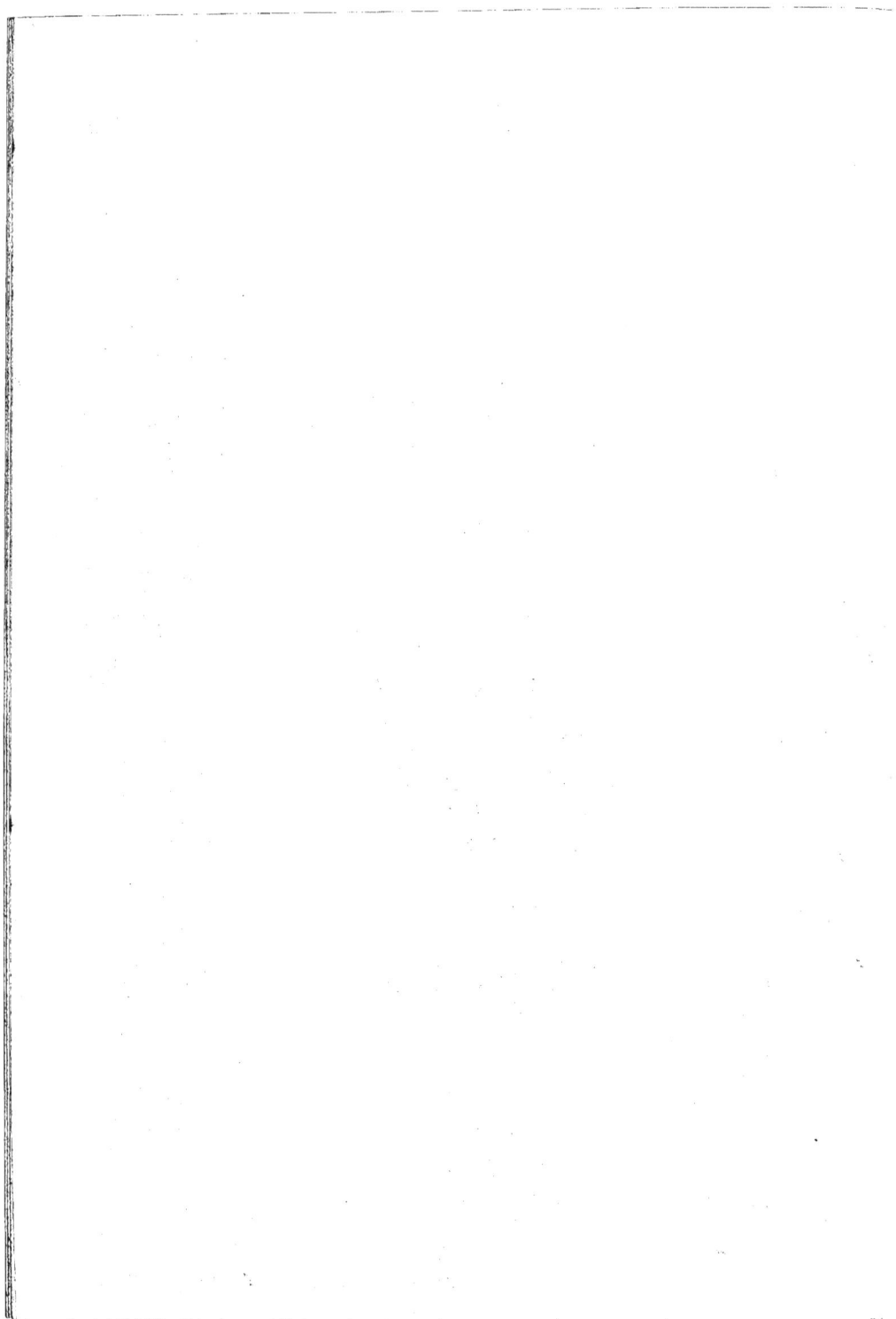

TOME VI. PLANCHE 10.

ANATOMIE CHIRURGICALE.

PLANS DE SECTIONS TRANSVERSALES
DU COU, ET DU MEMBRE THORACIQUE, A DIVERSES HAUTEURS.

Figure 1. Plan de la partie moyenne cervicale. — *Figure* 2. Section du bras, a un pouce au-dessus de l'attache du deltoïde.
— *Figure* 3. Section de l'avant-bras dans sa partie supérieure la plus large.
— *Figure* 4. Section de l'avant-bras sur le carré pronateur. — *Figure* 5. Plan radio-cubital de l'articulation tarsienne.
— *Figure* 6. Section de la main, au milieu de sa portion métacarpienne.

ADULTE, GRANDEUR NATURELLE.

Sur toutes les figures, les aponévroses et les feuillets musculaires séreux sont conservés au premier plan. La surface des
muscles est plus profonde.

INDICATION DES LETTRES ET DES CHIFFRES.

FIGURE 1.

A. Quatrième vertèbre cervicale, renfermant : (a) la moelle épinière, (b) la paire de nerfs cervicaux, (c) les artère et veine vertébrales.
B. Cartilage cricoïde. Au fond se voit la trachée.
1. Aponévrose prévertébrale.
2. Aponévrose pharyngienne postérieure.
3. Constricteur moyen.
4. Corps thyroïde.
5. Sterno-mastoïdien. Dans le triangle derrière ce muscle se voient les gros vaisseaux, artère carotide, veine jugulaire interne, nerf grand sympathique et huitième paire.
6. Sterno-hyoïdien.
7. Scapulo-hyoïdien.
8. Sterno-thyroïdien.
9. Crico-thyroïdien.
10. Trapèze.
11. Splénius.
12. Les deux complexus.
13. Demi-épineux du cou et transversaire épineux.
14. Angulaire de l'omoplate.
15. Scalène postérieur.
16. Scalène antérieur.
17. Long du cou.
18. Extrémité du grand droit antérieur de la tête.
19. Vaisseaux thyroïdiens supérieurs.
20. Vaisseaux cervicaux ascendants.
21. Vaisseaux cervicaux profonds.
22. Veine jugulaire externe.
23. Veine jugulaire antérieure.
24, 24. Aponévrose cervicale superficielle et muscle peaucier.

FIGURE 2.

A. Corps de l'humérus.
B. Loge du biceps.
C. Loge du triceps.
D. Loge du coraco-brachial.
E. Extrémité supérieure de la loge du brachial antérieur.
1. Vaisseaux huméraux, l'artère, les deux veines et le nerf médian.
2. Vaisseaux collatéraux externes, artère, veines, et nerf radial.
F. Loge du deltoïde entrecoupée par les cloisons aponévrotiques interfasciculaires.
3, 3, 3. Aponévrose brachiale.
4. Veine basilique.
5. Veine céphalique.

FIGURE 3.

A. Corps du radius.
B. Corps du cubitus. Les deux os réunis par le ligament interosseux.
1. Loge du radial antérieur.
2. Loge du palmaire grêle.
3. Loge du cubital antérieur.
4. Extrémité inférieure de la loge du rond pronateur.
5. Loge du long fléchisseur superficiel.
6. Vaisseaux et nerf médians.
7. Loge du long fléchisseur profond des doigts.
8. Vaisseaux radiaux.
9. Nerf radial.
10. Vaisseaux interosseux antérieurs.
11. Loge du court supinateur.
12. Loge du long supinateur.
13. Loge des deux radiaux externes.
14. Vaisseaux cubitaux et nerf cubital.
15. Loge de l'extenseur commun des doigts.
16. Loge de l'extenseur propre de l'indicateur.
17. Vaisseaux interosseux postérieurs.
18. Loge de l'extenseur propre du petit doigt.

19. Loge du cubital postérieur.
20. Aponévrose antibrachiale.
21. Veine radiale antérieure.
22. Veine cubitale postérieure.

FIGURE 4.

A. Corps du radius.
B. Corps du cubitus, les deux os réunis par le ligament interosseux.
1, 2, 3. Tendons du radial antérieur, du palmaire grêle et du cubital antérieur.
C. Loge du fléchisseur superficiel.
4. Vaisseaux radiaux et nerf radial.
5. Vaisseaux cubitaux et nerf cubital.
D. Loge du long fléchisseur profond des doigts.
E. Loge du long fléchisseur propre du pouce.
F. Loge du carré pronateur.
G. Tendon du l ong supinateur.
H. Tendons des deux radiaux.
6. Loge des long abducteur et court extenseur du pouce.
7. Loge du long extenseur du pouce.
8. Loge de l'extenseur propre de l'indicateur.
9. Loge du cubital postérieur.
10. Loge de l'extenseur commun des doigts.
11. Loge de l'extenseur propre du petit doigt.
12, 12, 12. Aponévrose antibrachiale.
De chaque côté du ligament interosseux se voient les vaisseaux antérieurs et postérieurs.

FIGURE 5.

A. Surface articulaire radiale.
B. Surface du ligament triangulaire.
1, 1, 1. Contour de la capsule radio-carpienne.
2, 3, 4. Tendons radial antérieur, palmaire grêle, cubital antérieur.
5. Double rangée de quatre tendons fléchisseurs superficiels et profonds.
6. Tendon du long fléchisseur du pouce.
7. Vaisseaux cubitaux.
8. Nerf médian.
9. Tendons des long abducteur et court extenseur du pouce.
10. Tendon du premier radial.
11. Tendons du second radial et du long extenseur du pouce.
12. Tendons des extenseur commun et propre de l'index.
13. Tendon de l'extenseur propre du petit doigt.
14. Tendons du cubital postérieur.
15. Vaisseaux radiaux.
16. Nerf radial.
17. Nerf cubital.
18, 19, 19. Ligament annulaire du carpe.

FIGURE 6.

A, A. Section des quatre os métacarpiens.
1. Aponévrose palmaire.
2. Doubles tendons fléchisseurs et muscles lombricaux dans leurs gaines synoviales.
3. Section de l'adducteur du pouce.
4. Gaine de l'adducteur du petit doigt.
5. Gaine du fléchisseur du petit doigt.
6. Gaine de l'opposant.
7, 7. Gaines des interosseux palmaires et dorsaux.
8. Nerf médian.
9. Nerf radial.
10. Nerf cubital.
11. Branches digitales des vaisseaux superficiels.
12. Vaisseaux interosseux antérieurs.
13. Vaisseaux interosseux postérieurs.
14. Veines dorsales de la main.

Pl. 10.

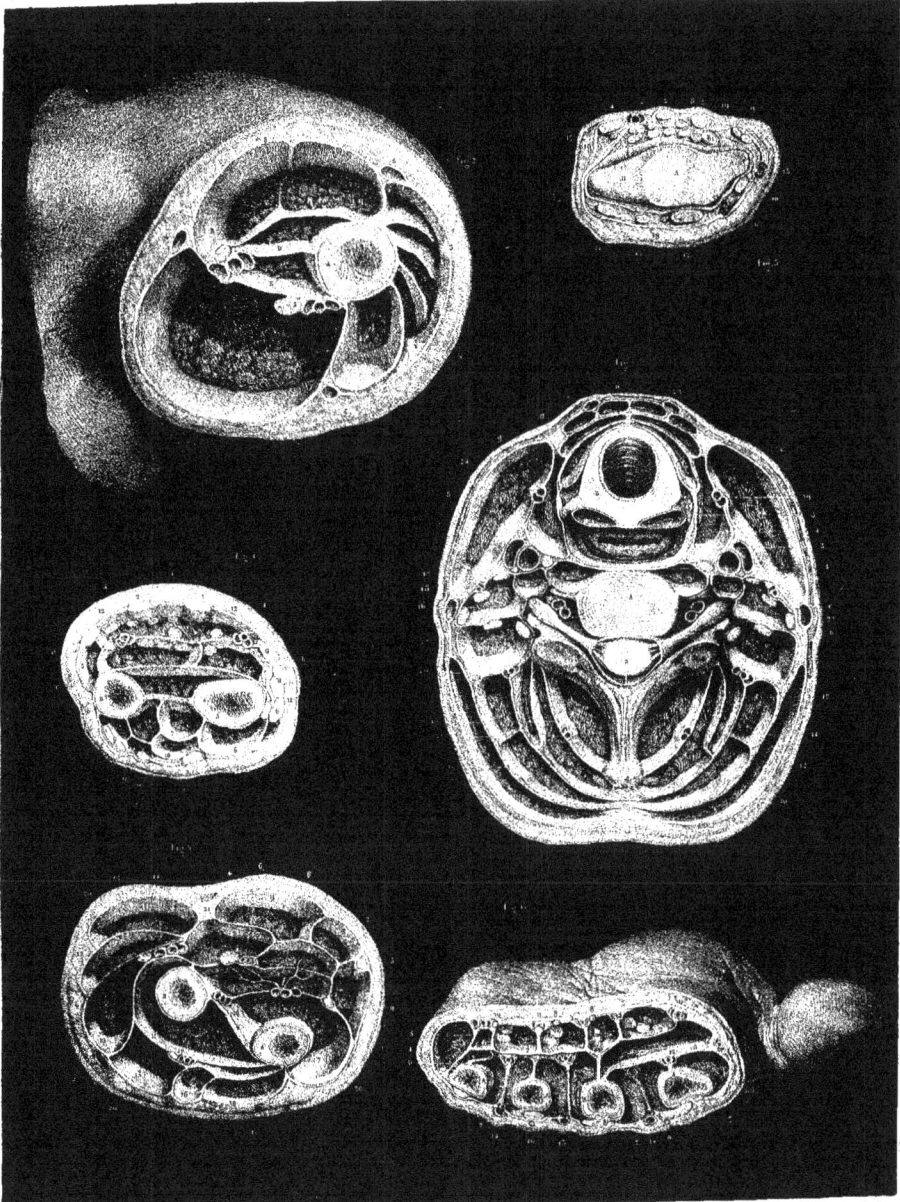

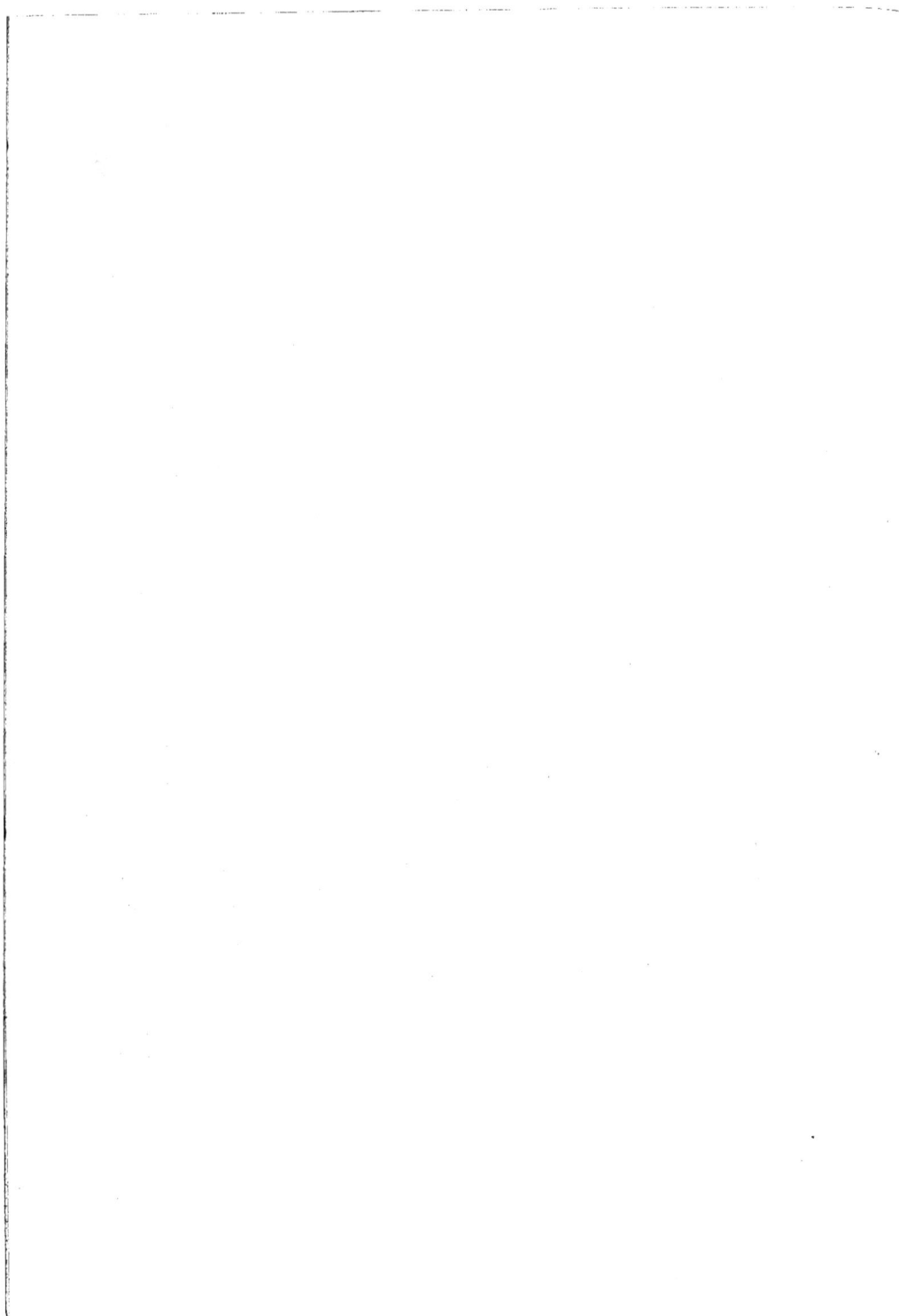

ANATOMIE CHIRURGICALE.

LOGES MUSCULAIRES,

APONÉVROSES, VAISSEAUX ET NERFS

DE LA CUISSE ET DU BASSIN,

VUS PAR LE PLAN INTERNE.

ADULTE, DEMI-NATURE.

INDICATION DES LETTRES ET DES CHIFFRES.

CUISSE.

A. Loge du couturier.
  1, 1. Vaisseaux sanguins.
  2, 2. Filets nerveux fournis par le nerf crural.
  3. Artère et veine fémorales vues en transparence sous le feuillet externe du couturier.
B. Loge du droit antérieur de la cuisse, vue au profil.
  4. Vaisseaux sanguins fournis par les collatéraux externes.
  5. Filamens nerveux émanés du nerf crural.
C. Extrémité inférieure de la loge du droit interne.
  6. Vaisseaux provenant des collatéraux internes de la cuisse.
  7. Filamens nerveux émanés du nerf crural.
D. Loge du premier adducteur, dans laquelle on voit saillir en haut le pectiné.
  8. Vaisseaux sanguins provenant les uns des vaisseaux fémoraux, les autres des circonflexes internes.
  9. Filamens nerveux émanés du nerf obturateur.
E. Loge du petit adducteur.
  10. Vaisseaux sanguins fournis par les vaisseaux circonflexes et obturateurs.
  11. Filamens nerveux dégagés du nerf obturateur.
F. Loge du grand adducteur.
  12. Vaisseaux sanguins fournis par les branches internes des fémoraux profonds.
  13. Filamens nerveux fournis par le nerf obturateur.
  14. Nerfs dégagés du tronc du grand sciatique.
G. Extrémité inférieure de la loge du droit interne qui fait saillie en bas dans celle du couturier.
H. Loge du demi-membraneux. Le muscle coupé en haut.
  15. Vaisseaux sanguins fournis par les perforans.

16. Filamens nerveux émanés des sciatiques.
I. Loge du demi-tendineux.
  17. Vaisseaux sanguins fournis par les perforans.
  18. Filamens des nerfs sciatiques.

JAMBE.

A, B, C, D. Tendons des muscles internes de la cuisse ; A. Couturier ; B. Droit interne ; C. Demi-membraneux ; D. Demi-tendineux.
K. Loge du jumeau interne.
  19. Vaisseaux sanguins.
  20. Nerfs.
L. Extrémité supérieure de la loge du soléaire.
  21. Vaisseaux tibio-poplités.
  22. Nerf sciatique poplité interne.

BASSIN.

M. Section du sacrum et du coxis sur le plan moyen.
N. Symphyse du pubis.
O. Masse du psoas iliaque dans son aponévrose de contention.
P. Q. Loges des deux grands fessiers supérieur et inférieur vues ou profil.
  23. Vaisseaux sanguins, provenant des vaisseaux et nerfs fessiers.
  24. Vaisseaux sanguins et filamens nerveux provenant des vaisseaux et nerfs sciatiques.
R. Loge de l'obturateur interne.
  25. Vaisseaux iliaques externes.
  26. Branches inférieures du plexus lombaire.
  27. Vaisseaux et nerf obturateurs.
  28. Vaisseaux hypogastriques avec leurs divisions.
  29. Nerfs sacrés antérieurs formant le plexus sciatique.

Pl. 11.

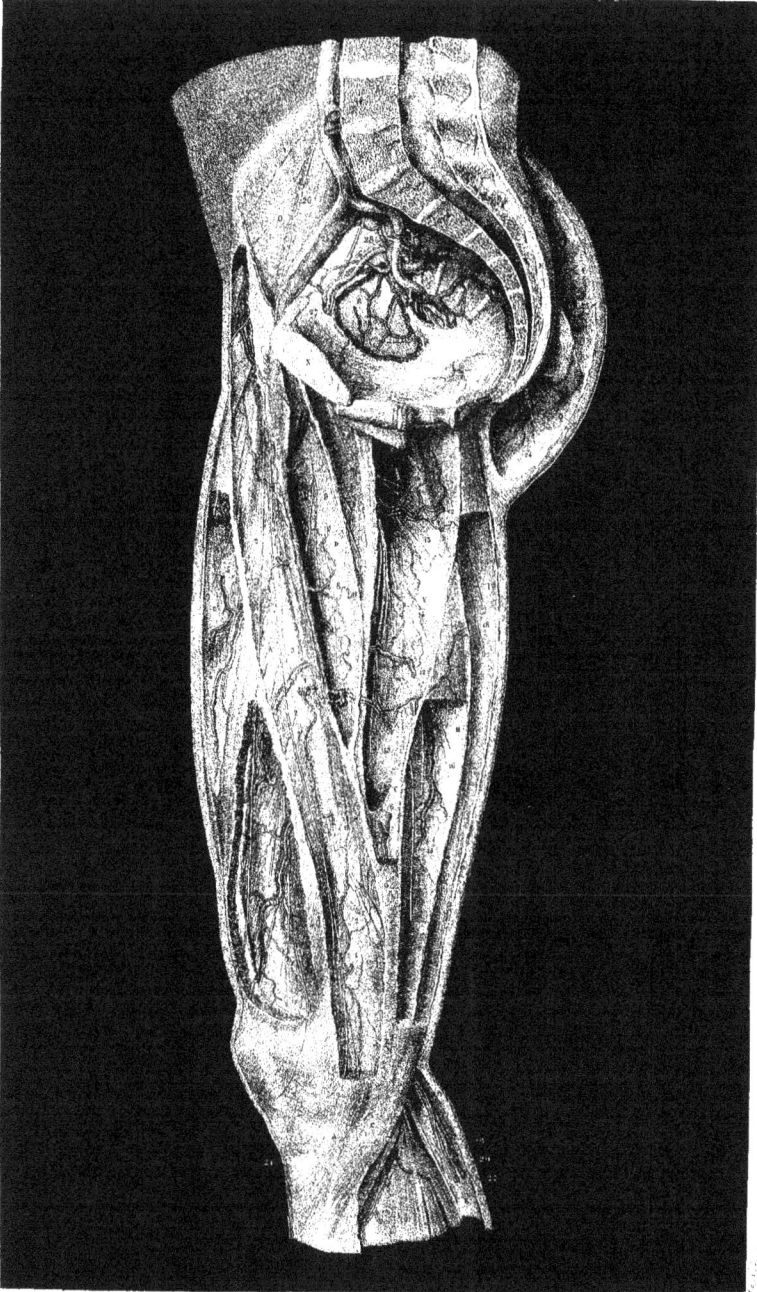

ANATOMIE CHIRURGICALE.

LOGES MUSCULAIRES,

APONÉVROSES, VAISSEAUX ET NERFS

DE LA JAMBE ET DU PIED.

ADULTE, DEMI-NATURE.

Figure 1. — PLAN ANTÉRIEUR.

Figure 2. — PLAN POSTÉRIEUR DE LA JAMBE ET DORSAL DU PIED.

Figure 3. — SURFACE PLANTAIRE PROFONDE.

INDICATION DES LETTRES ET DES CHIFFRES.

FIGURE 1.

A. Loge musculaire du jambier antérieur, et des extenseurs. Ces muscles ne sont séparés qu'en haut, dans une petite étendue, par une aponévrose spéciale qui s'interrompt après un trajet de deux pouces.

1. Trou du ligament interosseux qui donne issue aux vaisseaux tibiaux antérieurs.
2. Vaisseaux et nerfs tibiaux antérieurs.

B. Grande loge des péroniers.

3. Nerf sciatique poplité externe.
4, 4. Branches vasculaires fournies par les vaisseaux tibiaux antérieurs.
5, 5. Branches musculaires fournies par les vaisseaux péroniers.

C. Loge du soléaire vue à la partie supérieure, au profil.

D. Loge du jumeau externe vue sur le profil.

E. Loge du jumeau interne sur son bord antérieur.

F. Bord interne de la loge du soléaire au même point de vue.

G. Loge du pédieux.

6. Vaisseaux pédieux avec leurs divisions sus-tarsiennes et sus-métatarsiennes.
7. Portion pédieuse du nerf tibial antérieur.

FIGURE 2.

Les muscles superficiels de la cuisse sont enlevés par leur extrémité inférieure. Il n'existe, des jumeaux, que leurs insertions fémorales.

Région fémoro-poplitée.

H. Extrémité inférieure du troisième adducteur recouverte de son enveloppe.

I. Extrémité inférieure du vaste interne.

K. Extrémité inférieure du vaste externe.

L, L. Insertions fémorales des jumeaux.

M. Tendon du demi-membraneux.

1. Artère poplitée.
2. Veine poplitée.
3, 4. Vaisseaux articulaires supérieurs, externes et internes.
5, 6. Vaisseaux articulaires inférieurs, externes et internes.
7, 7. Vaisseaux des jumeaux.
8. Origine des vaisseaux tibiaux antérieurs.
9. Grand nerf sciatique.
10. Nerf sciatique poplité interne.
11. Nerf sciatique poplité externe.

N. Muscle poplité recouvert de son aponévrose postérieure.

O. Grande loge aponévrotique du soléaire; on y voit en transparence :

12. Vaisseaux et nerfs tibiaux postérieurs, avec les branches qui en naissent.
13. Vaisseaux et nerfs péroniers avec les branches qui en naissent.

P. Loge du long fléchisseur propre du gros orteil, qui ouvre dans celle du soléaire, les deux feuillets musculaires étant enlevés sur la figure.

14. Vaisseaux péroniers vus à découvert au fond de leur sillon.

Q. Portion interne de la loge du jumeau interne, vue au profil.

À la partie inférieure de la jambe se voient :

1° *En dedans :* 15. Vaisseaux et nerfs tibiaux antérieurs, montrés à découvert, l'aponévrose étant enlevée.

2° *En dehors :* 16. Muscles péroniers.

FIGURE 3.

R. Loge du court fléchisseur commun. Le tendon du long fléchisseur propre est conservé.

S. Loge de l'abducteur oblique du gros orteil.

T. Loge de l'adducteur du gros orteil.

U. Loge de l'abducteur du petit orteil.

17. Vaisseaux et nerfs plantaires internes.
18. Vaisseaux et nerfs plantaires externes.

Pl. 12.

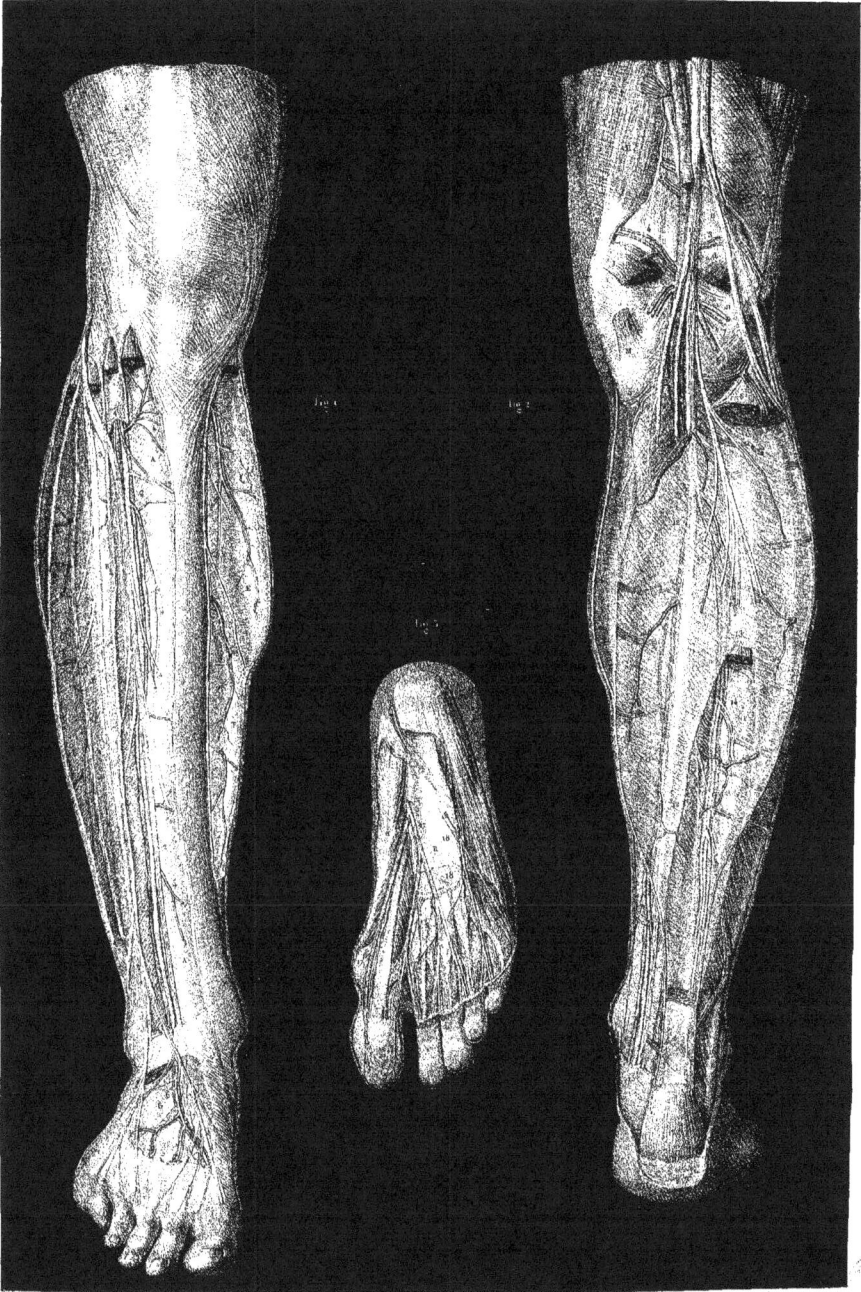

Fig. 1.

Fig. 2.

Fig. 3.

TOME VI. PLANCHE 13.

ANATOMIE CHIRURGICALE.

PLANS DE SECTIONS TRANSVERSALES
DU MEMBRE ABDOMINAL A DIVERSES HAUTEURS.

Figure 1. — PLAN DE SECTION HORIZONTALE DE LA CUISSE, AU-DESSOUS DU FASCIA-LATA.

Figure 2. — PLAN DE SECTION HORIZONTALE DE LA PARTIE MOYENNE DE LA JAMBE.

Figure 3. — PLAN DE SECTION TRANSVERSALE DU PIED, DANS LES ARTICULATIONS TARSO-MÉTATARSIENNES.

Figure 4. — PLAN DE SECTION DU PIED, AU MILIEU DES OS MÉTATARSIENS.

ADULTE, GRANDEUR NATURELLE.

Dans toutes les figures, les enveloppes fibreuses et séreuses des muscles sont conservées en premier plan. La surface musculaire est plus profonde.

INDICATION DES LETTRES ET DES CHIFFRES.

FIGURE 1.

A. Corps du fémur.
1. Loge du droit antérieur de la cuisse.
2. Loge du couturier.
3. Loge du droit interne.
4. Loge du premier ou moyen adducteur.
5. Loge du second ou petit adducteur.
6. Loge du troisième ou grand adducteur.
7. Loge du biceps fémoral.
9. Loge du demi-tendineux.
10. Loge de la portion aponévrotique du demi-membraneux.
11, 11. Loge du vaste externe avec les cloisons aponévrotiques d'insertion.
12. Loge du vaste interne et du crural.
B. Vaisseaux fémoraux. Artères, veines et nerf satellites.
16. Vaisseaux fémoraux profonds.
17. Grand nerf sciatique.
18. Petit nerf sciatique.
19. Veine saphène interne.

FIGURE 2.

A. Corps du tibia.
B. Corps du péroné. Les deux os sont unis par un ligament interosseux.
1. Loge du jambier antérieur.
2. Loge du long extenseur commun des orteils, et de l'extenseur propre du gros orteil.
3, 4. Loge des péroniers latéraux. Le long et le court.
5. Loge du jumeau interne.
6. Loge du jumeau externe.
7. Loge du soléaire.
8. Loge du jambier postérieur.
9. Loge du long fléchisseur commun des orteils.
10. Loge du long fléchisseur propre du gros orteil.
11, 11, 11. Contour de l'aponévrose d'enveloppe de la jambe.
C. Vaisseaux tibiaux antérieurs. Artère, veines et nerf tibial antérieur.

D. Vaisseaux tibiaux postérieurs. Auprès est le nerf tibial de même nom.
E. Vaisseaux péroniers. Artère et veines.
F. Vaisseaux propres du soléaire, artère, veines et nerf.
G. Vaisseaux propres des jumeaux.

FIGURE 3.

A, B, C, D. Surfaces articulaires métatarsiennes des os du tarse. A, B, C. Grand, moyen et petit cunéiformes. D. Cuboïde.
1. Loge du pédieux. 2. Tendon du long extenseur propre. 3. Les quatre tendons de l'extenseur commun. 4. Tendon du péronier antérieur. 5. Loge de l'accessoire du long fléchisseur. 6. Tendon du long fléchisseur commun ; en dedans est celui du long fléchisseur du gros orteil. 7. Tendon du long péronier latéral dans sa gaîne.
8. Gaîne du long adducteur et du court fléchisseur du gros orteil.
9. Gaîne du court fléchisseur commun des orteils.
10. Gaîne de l'adducteur du petit orteil.
11. Tendon du court péronier latéral.
12. Aponévrose plantaire.
a. Vaisseaux pédieux.
b. Vaisseaux et nerfs plantaires internes.
c. Vaisseaux et nerfs plantaires externes.

FIGURE 4.

A, B, C, D, E. Section des cinq os métatarsiens.
1. Tendons extenseurs, long et court. 2. Tendon du long extenseur du gros orteil. 3. Loge du court fléchisseur commun. 4. Tendon du long fléchisseur commun. 5. Loge de l'abducteur et du court fléchisseur du gros orteil. 6. Loge de l'abducteur oblique du gros orteil. 9. Loge de l'abducteur et du court fléchisseur du petit orteil. 10. Loges des interosseux dorsaux. 12. Loges des interosseux plantaires.
a, a. Vaisseaux interosseux dorsaux.
b, b. Vaisseaux interosseux plantaires.

Pl. 53.

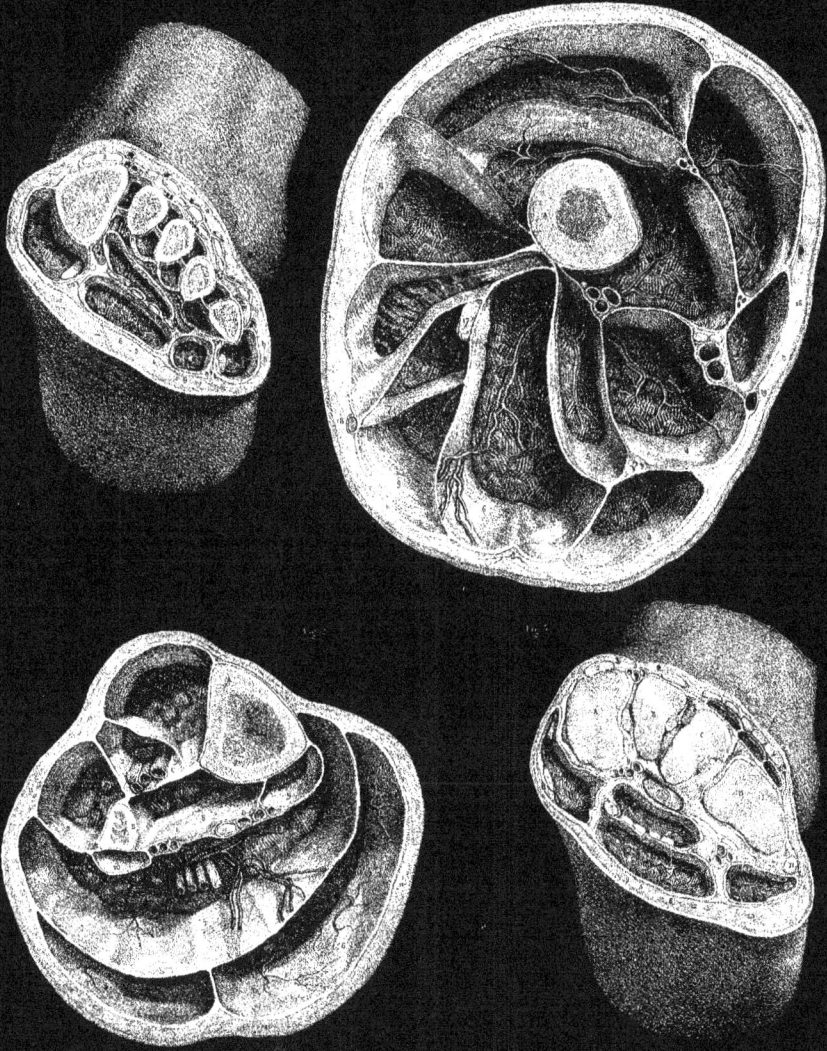

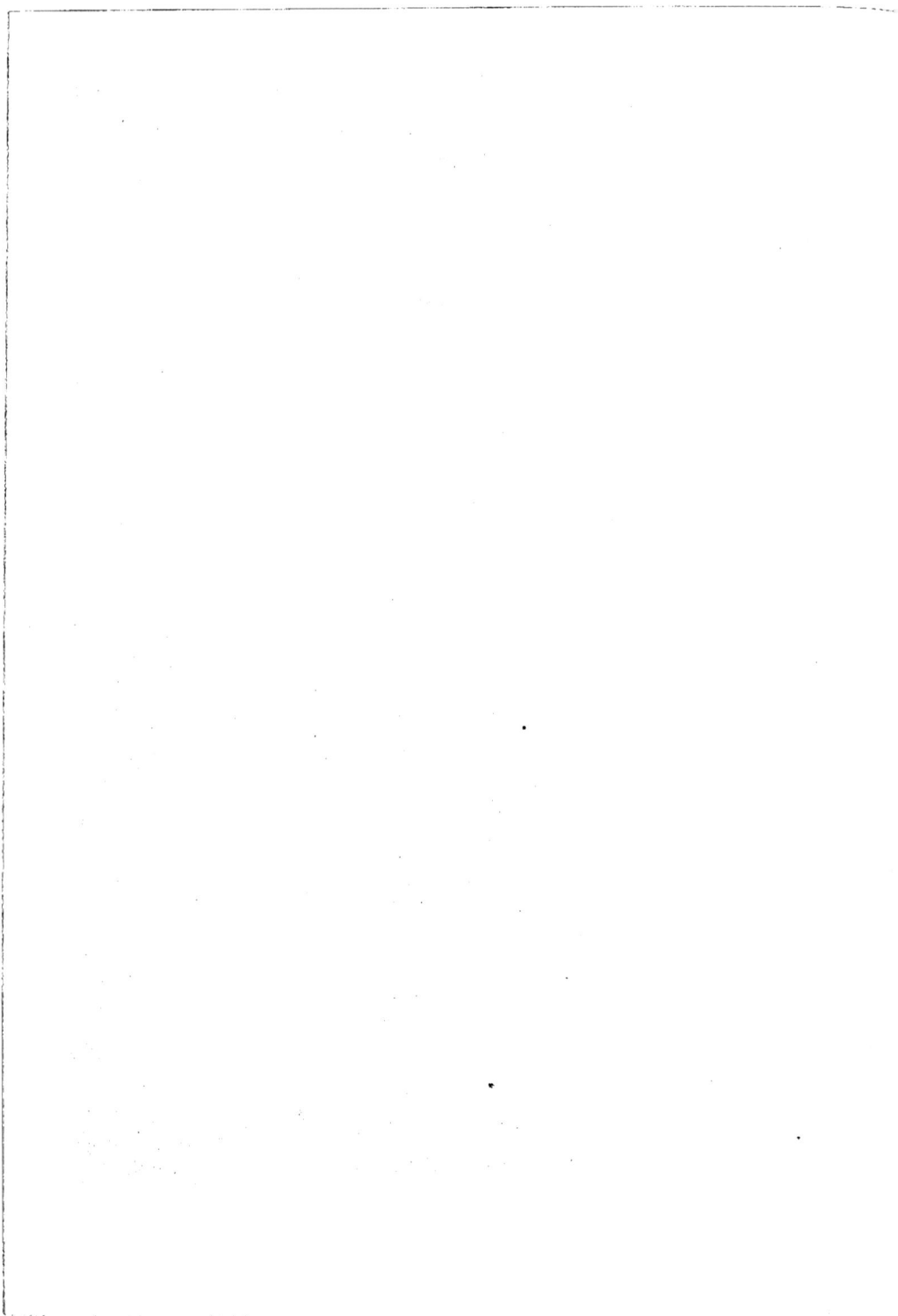

POSITIONS DU BISTOURI ET DES CISEAUX.

INCISIONS.

DEMI-DIMENSIONS DES MAINS ET DES INSTRUMENS.

DISPOSITION GÉNÉRALE.

Nous avons réuni dans ces trois planches les diverses manières de tenir les instrumens qui servent aux incisions, en les offrant de préférence en action, pour éviter, autant que possible, le double emploi.

Comme les divers auteurs de médecine opératoire ne s'accordent pas sur la dénomination numérique des diverses positions, et que quelques-unes, dont l'usage est fréquent, n'ont reçu aucune appellation distincte, nous en avons profité pour les classer au nombre de huit.

PLANCHE 14.

Fig. 1. Bistouri tenu en *première position*, le dos de l'instrument tourné vers la paume de la main.

Incision de dehors en dedans, et de gauche à droite.

Fig. 2. Position verticale pour commencer une incision, le bistouri tenu en première position.

Fig. 3. Action d'inciser, la main étant abaissée dans la même position.

Fig. 4. Retour du bistouri à la direction verticale, pour sortir de la plaie.

Fig. 5. Position des deux mains, dont l'une incise et l'autre tend les tégumens dans l'incision à plat.

Incision de dedans en dehors, et de droite à gauche.

Fig. 6. Incision avec le bistouri tenu en *seconde position*, le tranchant tourné vers la paume de la main qui tient l'instrument, l'autre main servant de point d'appui et tendant les tégumens.

Fig. 7. Incision, avec le bistouri droit, sur un conducteur, les deux instrumens figurés au moment où ils sortent ensemble de la plaie.

PLANCHE 15.

Fig. 1. Ponction avec le bistouri tenu en *troisième position*, pour l'incision de dehors en dedans.

Fig. 2. Action d'inciser dans la même position.

Fig. 3. Incision sur conducteur en *quatrième position*, le tranchant en haut.

Fig. 4. *Cinquième position* du bistouri, le petit doigt élevé.

Fig. 5. *Sixième position* du bistouri tenu comme un archet, le petit doigt à plat.

Fig. 6. *Septième position* du bistouri, tenu en dédolant et agissant sur une pellicule offerte par la pince.

Fig. 7. *Huitième position* du bistouri ponctionnant à plat.

PLANCHE 16.

Fig. 1. Incision en T, dont le bistouri trace la plaie verticale, l'incision transversale étant déjà faite.

Fig. 2. Forme de l'incision en V.

Fig. 3. Forme de l'incision étoilée.

Fig. 4. Incision cruciale, le bistouri et la pince occupés à disséquer le lambeau supérieur gauche, la main qui tient le bistouri en cinquième ou sixième position relevés, le bord cubital en haut.

Fig. 5. Incision sur un pli à la peau, le bistouri tenu en première position.

Fig. 6. Seconde position des ciseaux pour exciser à plat.

Fig. 7. Troisième position des ciseaux, pour diviser avec force les parties épaisses.

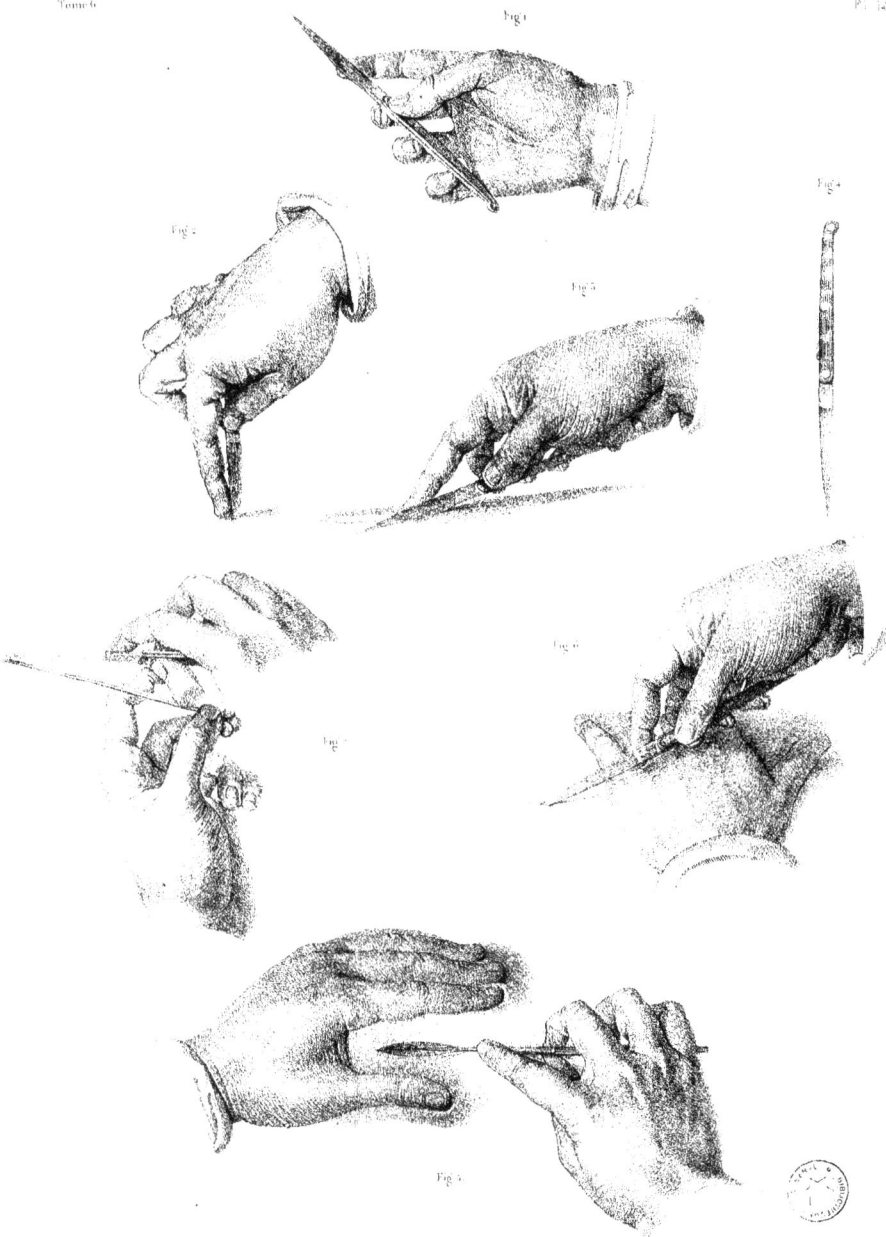

Pl. 14.

Fig. 1.

Fig. 4.

Fig. 2.

Fig. 3.

Fig. 6.

Fig. 6.

Fig. 7.

Dessiné d'après nature par A. H. Joux.

Lith. de Bexon, à Paris.

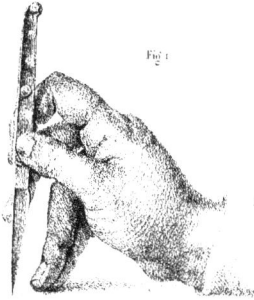

Fig 1

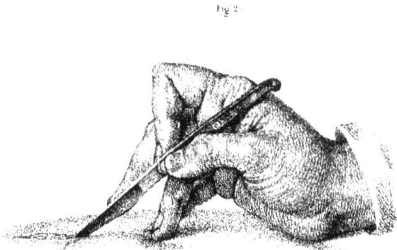

Fig 2

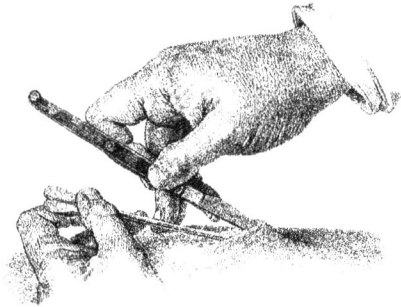

Fig 3

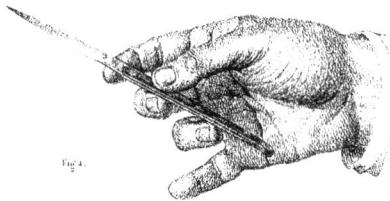

Fig 4

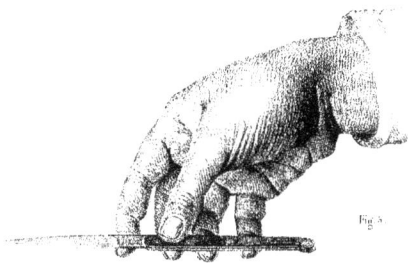

Fig 5

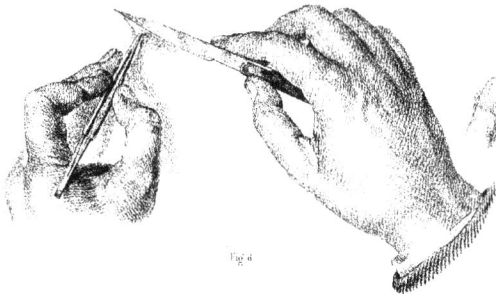

Fig 6

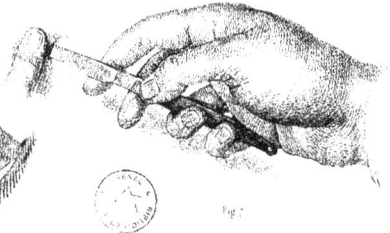

Fig 7

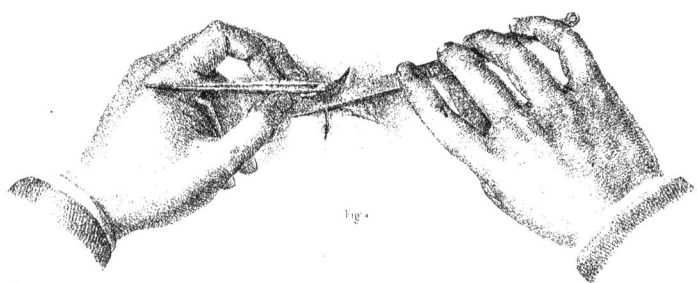

Fig. 4

Fig. 1

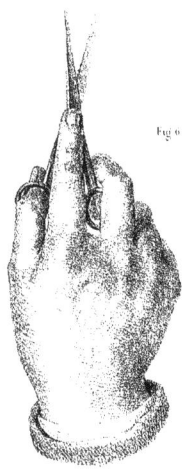

Fig. 6

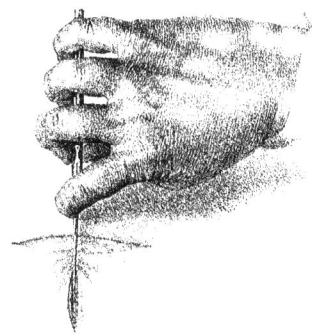

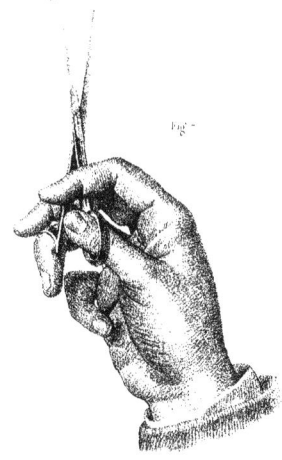

Fig. 8

Fig. 2

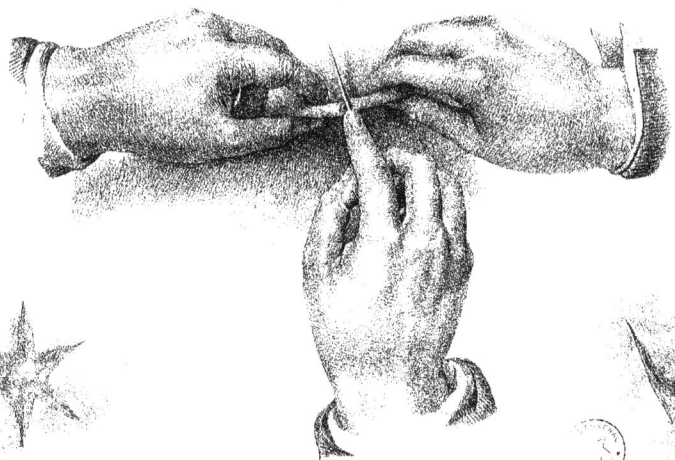

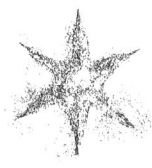

Fig. 3

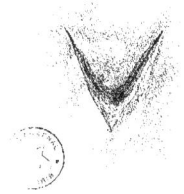

Fig. 7

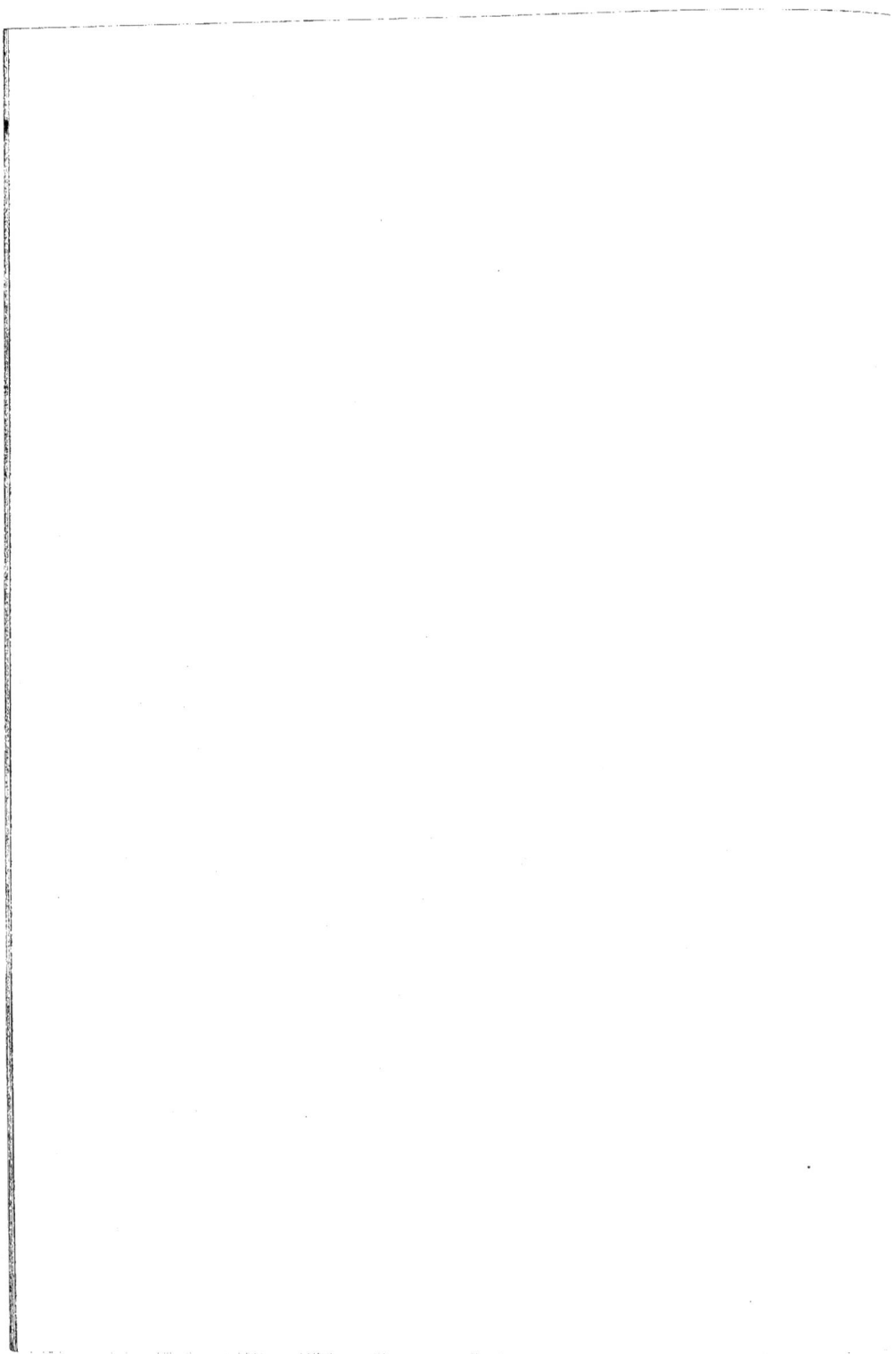

INSTRUMENS

DES PANSEMENS, DES INCISIONS ET DES CAUTÉRISATIONS.

DEMI-GRANDEUR.

INDICATION DES INSTRUMENS.

FIGURES 1 A 10.
BISTOURIS.

Le bistouri se compose d'un manche ou chasse, fixe, ou dont les deux jumelles peuvent s'écarter à volonté. A l'extrémité du manche est reçu le talon d'une lame qui peut être fixée, mais qui, le plus ordinairement, est articulée en charnière tournant sur une goupille, de manière à pouvoir fermer au repos l'instrument, dont la lame est reçue entre les deux jumelles de la chasse. La nécessité que le bistouri ne puisse jamais se fléchir dans les opérations a fait imaginer divers moyens de fixer la lame avec le manche, comme la plupart des figures en offrent des exemples. Les bistouris pour les incisions sont de trois sortes : droit, convexe et boutonné, dont l'usage répond à diverses indications.

FIGURE 1. *Bistouri droit.* La lame en est effilée ; le talon en est court ; le dos et le tranchant, légèrement convexes, convergent l'un vers l'autre en un sommet très aigu correspondant au milieu de la lame. La convexité légère du tranchant est utile pour que, portant à plat, le manche puisse s'élever un peu au dessus de la partie où l'on opère.

FIGURE 2. *Bistouri convexe.* La lame peut de même longueur que pour le précédent, mais la largeur s'en maintient jusqu'auprès de la pointe où le tranchant, jusque-là presque droit, rejoint le dos par une courbe elliptique.

FIGURE 3. *Bistouri droit boutonné.* Il diffère des deux précédens par le peu de largeur de sa lame, égale dans toute la longueur et terminée à son extrémité par un petit renflement ou bouton. L'absence d'une pointe qui aurait pu blesser les tissus est particulière à cet instrument, destiné à inciser de dedans en dehors sur un conducteur.

Ces trois bistouris, les plus usités, sont articulés par un ressort qui les maintient fixement quand ils sont ouverts.

FIGURE 4. *Bistouri droit,* modifié par M. Charrière. L'instrument est mousse et non boutonné à son extrémité libre. Le talon est fixé par un petit onglet (a), jouant sur un ressort (b).

FIGURE 5. *Bistouri anglais,* qui ne diffère des nôtres que par l'alongement du talon et le raccourcissement de la lame à tranchant convexe.

FIGURE 6. *Bistouri à fistules,* imaginé par M. Charrière. Le dos, un peu épais est creusé d'une cannelure fermée en un point par un petit pont métallique (b), qui sert de guide à un stylet mousse, sur lequel glisse le dos de la lame. L'objet de ce mécanisme est de remplacer, par le stylet, la sonde cannelée que le bistouri ordinaire rend nécessaire dans les mouvemens. La lame est fixée avec le manche par un petit curseur boutonné (c).

Les bistouris qui suivent ne sont remarquables que par le mode de fixation de la lame sur le manche.

FIGURE 7. *Bistouri de M. Larrey.* Cet instrument se distingue par un anneau ou curseur métallique (a), qui glisse sur le manche et s'oppose également à ce qu'il puisse s'ouvrir étant fermé, ou se fermer quand il est ouvert.

FIGURE 8. *Bistouri de M. Récamier.* Cet instrument est le plus ingénieux de tous par son mode d'articulation. A son extrémité libre, l'une des branches du manche porte une petite clef tournante (a), passant à travers d'une mortaise (b) de l'autre branche, de manière que la branche femelle peut quitter l'autre à volonté, en pivotant sur la goupille d'articulation de la lame avec le manche. A l'autre extrémité, le talon de la lame porte de chaque côté deux petits onglets, tournés vers l'une ou l'autre face. Les onglets inférieurs (d, d), appuyant sur le bord des branches, s'opposent à ce que la lame puisse se fléchir étant ouvert ; tandis que les onglets supérieurs (c, c), dans la portion libre du talon, empêchent que le bistouri ne puisse s'ouvrir étant fermé.

FIGURE 9. *Mode de fixité,* imaginé par M. Charrière, et qui consiste dans un petit curseur (a), qui s'arrête sur un onglet par une goupille.

FIGURE 10. *Bistouri importé d'Allemagne.* Les deux jumelles du manche sont mobiles à l'extrémité libre, et la lame est maintenue dans son articulation par deux goupilles.

FIGURES 11 A 21.
INSTRUMENS DES PANSEMENS.

FIGURE 11, 12, 13. *Ciseaux.* Les ciseaux du chirurgien sont plats, alongés à lame courte et terminés par un sommet mousse. Les anneaux des deux branches sont obliques et divergens. On en distingue de trois sortes, qui ne diffèrent que par les lames. Ce sont : Les *ciseaux droits* (fig. 11); les *ciseaux courbes sur le plat* (fig. 12) ; et les *ciseaux courbes sur le côté* (fig. 13), Les ciseaux courbes sur le plat servent principalement aux résections de petites tumeurs ou de fongosités ; les autres sont plus particulièrement employés pour les pansemens. C'est dans cet objet que nous avons préféré faire dessiner leurs branches avec un léger écartement, de manière à ce que les mors puissent se fermer, lors même qu'un pli de linge s'est introduit accidentellement entre les branches.

FIGURE 14 et 15. *Pinces à anneaux,* destinées à divers usages pour les pansemens. Il est également utile que les branches forment un léger écartement, comme dans la *fig.* 15.

FIGURE 16. *Porte-mèche.*

FIGURE 17. *Stylet cannelé.*

FIGURE 18. *Sonde cannelée.* Cet instrument a des usages assez variés. Il sert le plus ordinairement comme conducteur pour guider le bistouri dans les trajets fistuleux. Son sommet mousse a reçu dans ces derniers temps une nouvelle application pour isoler et dénuder les vaisseaux dans les ligatures. La plaque terminale, qui sert généralement à le maintenir, présente une fente médiane propre à recevoir le frein de la langue dans la section du filet chez les enfans nouveau-nés.

FIGURE 19. *Stylet aiguillé.*

FIGURES 20 et 21. Les deux formes usuelles des *pinces dites à disséquer.* Chacun de ces instrumens est dessiné de face (a) et de profil (b) ; (c) représente, en grandeur réelle, le mode de réception des dents, la pince étant fermée.

FIGURES 22 A 32.
CAUTÈRES MÉTALLIQUES.

Les cautères métalliques, ordinairement en acier, mais souvent en cuivre ou en tout autre métal dans quelqu'une de leurs parties, se composent d'une tige ou hampe cylindrique, ordinairement coudée à une extrémité qui se termine par des renflemens de formes diverses, et reçue par l'autre extrémité dans un manche de rechange, ou elle est fixée par une vis.

FIGURE 22. *Cautère nummulaire.* La tige trop longue pour l'espace, est brisée en (a), et reçue dans le manche (b) ; (c) est le plan du disque qui a donné son nom à l'instrument.

FIGURE 23. *Cautère hastile ou hastaire,* destiné à la cautérisation transcurrente. (d) Épaisseur de la petite hache, vue par son tranchant.

FIGURE 24. *Cautère en roseau.* Le même instrument reçoit de nombreuses applications non coudé.

FIGURE 25. *Cautère conique.*

FIGURE 26. *Cautère olivaire.*

FIGURE 27. *Cautère annulaire,* destiné à la cautérisation syncipitale. (e) Manche de rechange ; (f) section de l'extrémité renflée, ordinairement en cuivre ; (g) plan du disque cautérisant.

FIGURE 28. *Cautère employé pour la cautérisation des fistules recto-vaginales* (h) Face inférieure du renflement terminal.

FIGURE 29. *Cautère utérin.* (i) Plan du disque terminal.

FIGURE 30. *Cautère clavelaire,* imaginé par M. Charrière, et propre à la cautérisation des plaies d'animaux hydrophobes.

FIGURE 31. *Petit cautère clavelaire,* destiné aux cautérisations gingivales ou dentaires.

FIGURE 32. *Canule à manche,* ordinairement en bois, destiné à préserver de l'action du calorique les bords des solutions de continuité, dans les cautérisations profondes.

Pl. 27.

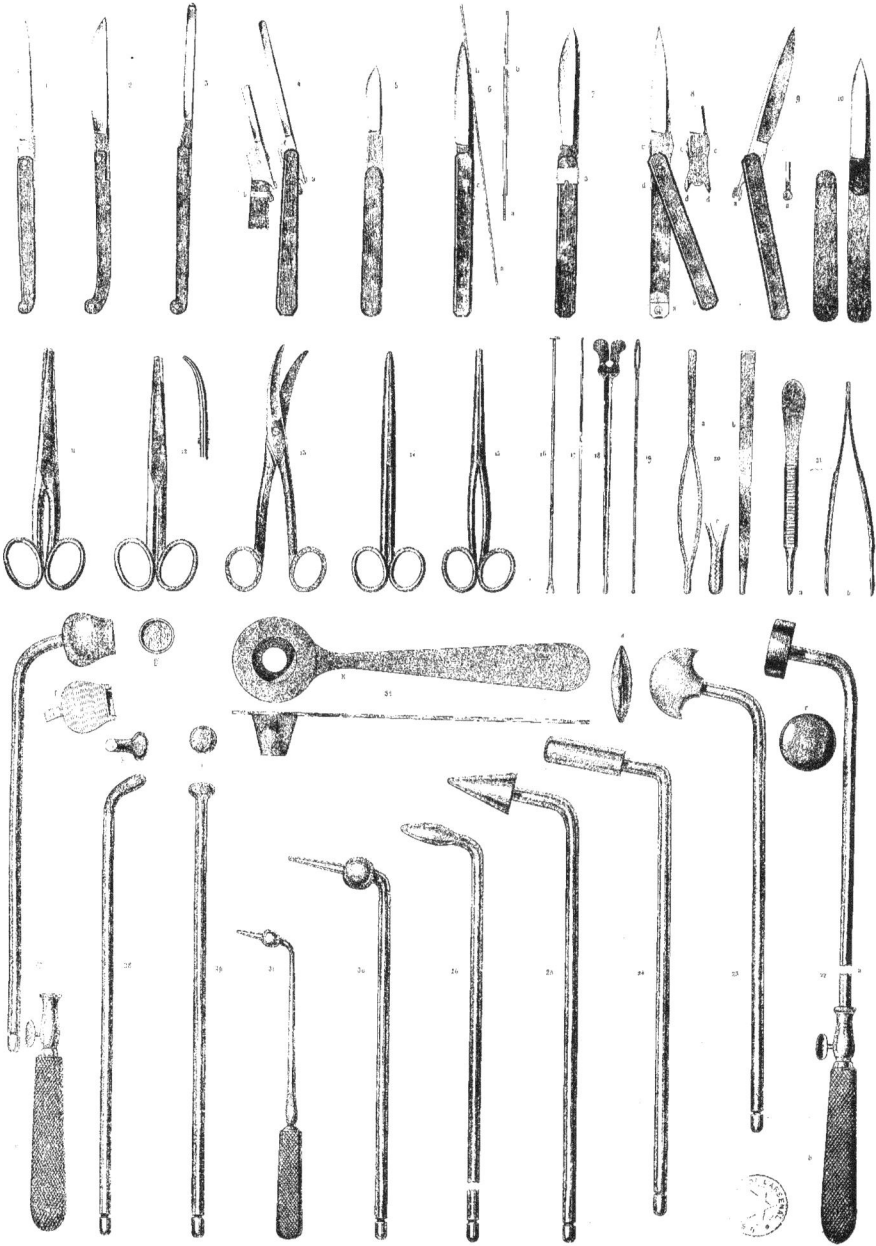

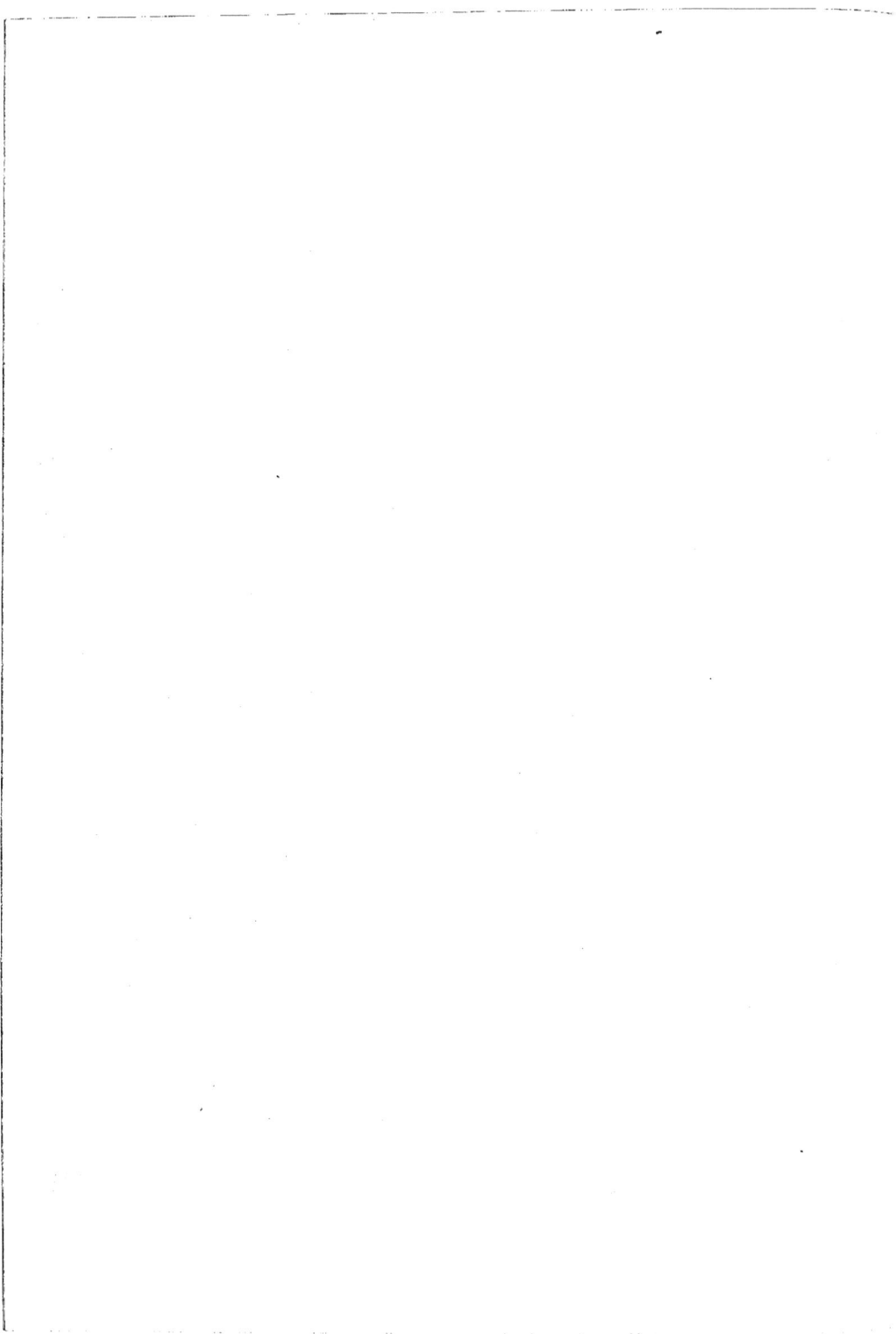

COMPRESSION DES ARTÈRES.

ADULTE, DEMI-NATURE.

Cette figure représente divers modes de compression : à la tête, par des bandages, dans le cas d'hémorrhagie de l'une des branches de l'artère faciale, de la sous-orbitaire et de la frontale de l'ophthalmique ; au cou, par un compresseur de la carotide, et, sur le trajet de l'artère axillaire, par la pression des doigts.

COMPRESSION DES ARTÈRES DE LA FACE.

La chirurgie a imaginé plusieurs bandages, plus ou moins compliqués, pour comprimer les artères de la face ; les inconvéniens des nombreux tours de bandes superposés nous ont déterminé à les remplacer par un simple lacs bouclé. Trois compressions sont ici représentées sur une même tête.

(A) Petite compresse graduée comprimant l'*artère faciale* à son passage sous le bord de l'os maxillaire inférieur, et au-devant de l'attache du masseter. (a) Lacs de contention, qui passe verticalement au-dessus du sinciput et au-dessous de la mâchoire , en fixant la compresse graduée sur l'artère.

(B) Compression, par une compresse graduée, de l'*artère frontale* de l'ophthalmique, au-dessus de l'arcade sourcillière. Elle est également maintenue par un simple lacs bouclé (b), qui environne la tête horizontalement.

(C) Compression, par une compresse graduée, de l'*artère sous-orbitaire*, à sa sortie du canal du même nom. Elle est aussi contenue par un lacs horizontal bouclé (c). Une autre compresse de simple remplissage est placée du côté opposé, pour maintenir la fixité du lien.

COMPRESSION DE LA CAROTIDE.

Jusqu'à présent on n'a possédé aucun instrument à l'aide duquel on pût opérer à volonté la compression permanente de l'artère carotide primitive. Celui que nous offrons remplit complétement cet objet sur la nature. La grande figure le représente en position sur le sujet vivant ; les *fig.* 2 et 3 en donnent la théorie et les détails.

DÉTAILS DU COMPRESSEUR DE LA CAROTIDE, FIGURES 1, 2 ET 3.

Sur la *fig.* 2, l'instrument est représenté en position sur le plan de section du cou emprunté à l'anatomie chirurgicale (tome 6, pl. 10). L'instrument se compose des parties suivantes : 1° D'un quart de cercle d'acier (D), composé de deux segmens qui glissent l'un sur l'autre, et sont maintenus par une vis de pression comme dans le compresseur de Dupuytren , de manière à augmenter ou diminuer à volonté l'étendue qu'il embrasse. Cette portion de cercle se continue à chaque extrémité par un segment en acier, avec lesquels elle s'articule en charnière. 2° Le segment postérieur (E) supporte en arrière la pelotte d'appui ou d'opposition (F). 3° Le segment antérieur (G) se termine par une cavité de réception (H), qui reçoit, par une boule (I), le levier conducteur de la pelotte mobile (K), en formant avec lui *une articulation orbiculaire*, maintenue par une vis de pression. 4° La pelotte mobile (L), étroite et longue (*fig.* 3), est large de 10 lignes à sa base, et seulement de 6 à son sommet.

Cet instrument, d'une forme régulière, s'applique également sur l'un ou sur l'autre côté. D'après son mode d'action, la pelotte fixe ou d'opposition prend son point d'appui latéralement en arrière sur les muscles de la nuque, dans l'angle rentrant compris entre les apophyses articulaires et épineuses des vertèbres, espace où il n'existe aucun vaisseau volumineux. La pelotte mobile, étroite et d'une hauteur de 18 lignes, refoule en dehors le sterno-mastoïdien, et vient comprimer l'artère carotide au devant des attaches des scalènes et des apophyses transverses des vertèbres. La minceur de la pelotte permet de l'enfoncer dans le sillon intermédiaire du sterno-mastoïdien en dehors, au larynx, à la trachée et à l'œsophage en dedans, sans comprimer ni trop gêner ces derniers organes. L'articulation orbiculaire a pour objet de permettre les inclinaisons de la pelotte en différens sens, pour varier la ligne de compression de manière à éviter de comprimer en totalité la veine jugulaire, et à repousser le tronc du pneumo-gastrique, le nerf cardiaque supérieur et le filet du grand lymphatique, si quelques symptômes indiquaient qu'ils fussent comprimés.

Au reste, comme dans la plupart des cas de compression permanente de l'artère carotide, surtout pour les congestions brusques d'un côté du cerveau, il ne serait pas nécessaire que le calibre du vaisseau fût complétement intercepté , une diminution portée plus ou moins jusqu'à l'aplatissement étant suffisante pour réduire presque à rien le cours du sang, la compression des autres organes, mais surtout des nerfs, peut être évitée dans la plupart des cas.

COMPRESSION DE L'AXILLAIRE.

Dans les sujets fortement musclés, la compression de l'artère axillaire, entre la clavicule et le bord inférieur libre du grand pectoral, est à peu près impossible. Le compresseur de Dahl, et même le cachet ou pelotte à manche, sont insuffisans pour empêcher les battemens de l'artère radiale : c'est ce motif qui nous a porté à figurer cette compression seulement avec les doigts ; encore n'est-elle efficace que chez les sujets maigres.

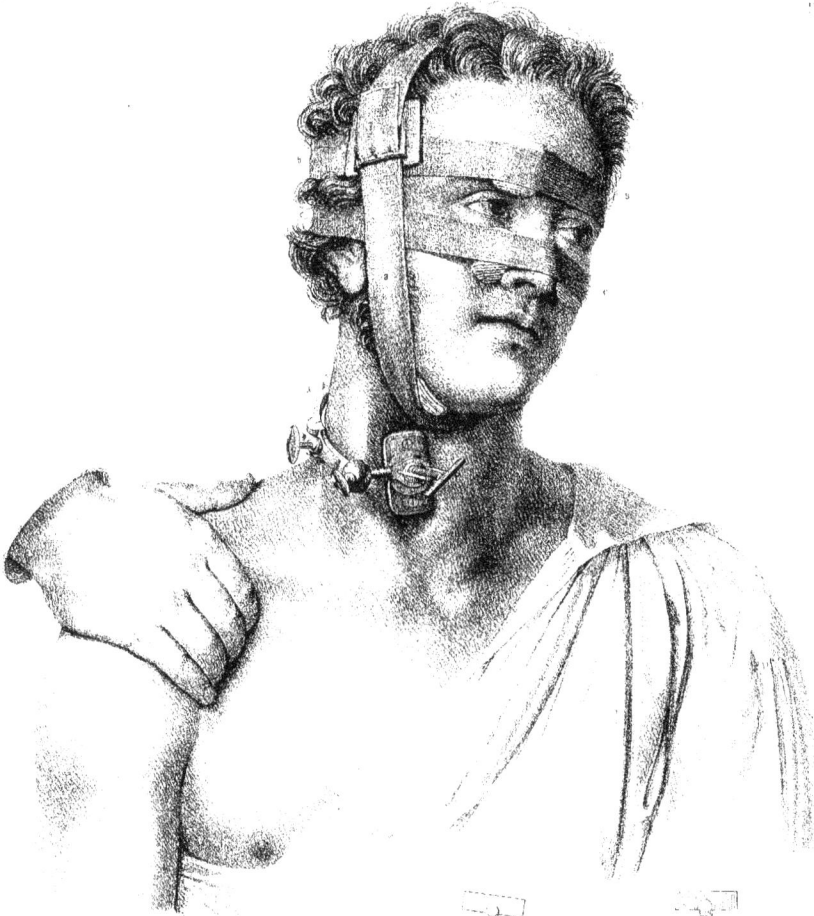

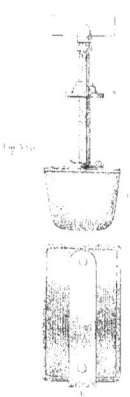

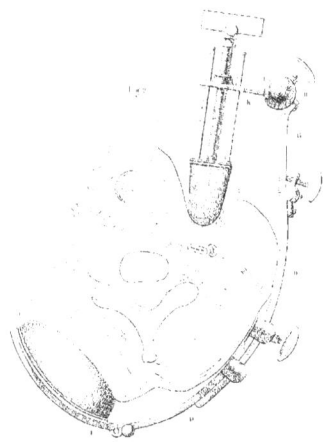

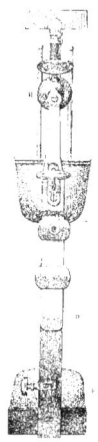

COMPRESSION DES ARTÈRES.

ADULTE, DEMI-NATURE.

Cette figure représente la compression de deux artères : à la face, la temporale ; et, au cou, la sous-clavière.

COMPRESSION DE L'ARTÈRE TEMPORALE.

Au lieu du bandage dit *le nœud d'emballeur*, incommode par son volume, la superposition des nœuds et des nombreux tours de bande, et par la compression qu'il exerce sur toutes les veines sous-cutanées, nous donnons le modèle de la compression de l'artère temporale par la petite pelotte de M. Charrière (A) (*voyez planche* 20, *fig.* 6), maintenue par un simple lacs, qui passe verticalement sur le

synciput et sous la mâchoire, où une compresse en double prévient toute lésion de la peau. La pelotte appliquée au-devant de l'oreille et au-dessus de l'arcade zygomatique comprime l'artère temporale, dans le lieu de sa bifurcation, pour les cas d'hémorrhagie de l'une ou de ses branches,

COMPRESSION DE L'ARTÈRE SOUS-CLAVIÈRE.

Comme nous l'avons dit de l'artère carotide dans la planche précédente, jusqu'à ce jour on n'a également possédé aucun instrument qui opérât la compression permanente de l'artère sous-clavière. Sans insister ici sur l'utilité trop évidente de pouvoir se rendre maître à volonté du cours du sang dans le membre thoracique, surtout d'après la remarque que nous avons faite du peu de certitude ou de l'impossibilité absolue que présente la compression de l'artère axillaire, nous proposons ici aux chirurgiens un nouvel instrument qui, par les conditions qu'il remplit, arrête immédiatement la circulation dans l'artère sous-clavière chez les divers sujets, les plus fortement musclés comme les plus maigres, et peut s'appliquer indifféremment de l'un ou de l'autre côté.

DÉTAILS DU COMPRESSEUR DE LA SOUS-CLAVIÈRE, FIGURES 1 ET 2.

L'instrument se compose de quatre parties principales :

1° Une pelotte fixe d'appui (A), de forme rectangulaire, cousue sur une plaque métallique percée de deux mortaises (a) aux extrémités. Cette pelotte s'applique en travers sur les attaches du grand pectoral, au-dessous de la clavicule qui lui sert d'appui. La pelotte a une épaisseur double à l'une de ses extrémités qui doit entrer dans le creux sous-coracoïdien, tandis que l'autre extrémité, plus mince, correspond à l'articulation sterno-claviculaire. En changeant le bord, la même pelotte peut s'appliquer de l'autre côté, de sorte que le même instrument peut servir pour la compression de l'une ou de l'autre artère sous-clavière.

2° Une seconde plaque d'acier (B), de même forme que la précédente, sur laquelle elle s'applique exactement. Elle y est maintenue par deux petites clefs tournantes (b) qui entrent dans les mortaises dont nous avons parlé précédemment. Cette seconde plaque sert de point fixe pour le reste de l'appareil ; elle porte à ses extrémités des boutons de cuivre (c) pour attacher les courroies de contention.

3° Une lame d'acier tournante (C), fixée par une vis sur la plaque (B),

s'inclinant en quart de cercle à droite et à gauche, pour compenser l'obliquité de l'une ou l'autre clavicule. Cette lame sert de point fixe au levier de la pelotte mobile de compression. En haut, elle s'articule de chaque côté par une charnière en (d), avec une lame d'acier demi-elliptique en fer à cheval (D), dont la mobilité a pour objet de s'adapter à toute saillie quelconque du trapèze. Cette lame elliptique est garnie en dessous d'une pelotte de même forme, et présente deux boutons (c) pour l'attache des courroies postérieures ; l'espace qu'elle renferme sert de passage à la pelotte mobile.

4° La dernière partie de l'appareil est le levier-coudé qui supporte la pelotte mobile. Ce levier se compose d'un montant (E), dont la base évasée (e) tourne par une vis sur la plaque (C), et peut être fixée en position par une clef (f). En haut, le montant se termine par une cavité de réception (g), dans laquelle est reçue la boule du bras de levier horizontal, maintenue par une vis (h). Le levier horizontal (F), formant en arrière une articulation orbiculaire, permet toutes les inclinaisons de la pelotte qu'il supporte à l'autre extrémité. Enfin vient la pelotte elle-même (G) en forme de cône allongé, de manière à pénétrer facilement dans l'écartement des scalènes ; les diverses inclinaisons dont elle est susceptible sont déterminées par celles du levier horizontal (F) que traverse la vis de rappel (i) et ses deux tiges conductrices (k).

L'instrument étant connu, la pelotte (A) s'applique parallèlement à la clavicule ; la lame métallique (C) s'incline latéralement du côté voulu ; le fer à cheval (D) s'abaisse sur le trapèze ; les deux leviers (E et F) prennent l'inclinaison convenable pour que la pelotte, appuyant sur la première côte, se trouve perpendiculaire à l'axe de l'artère, c'est-à-dire, oblique de haut en bas, un peu de dehors en dedans, et d'arrière en avant. L'instrument est maintenu en position sur le bandage de corps (H), par les courroies antérieures (I) et les courroies postérieures (K).

Pl. 13

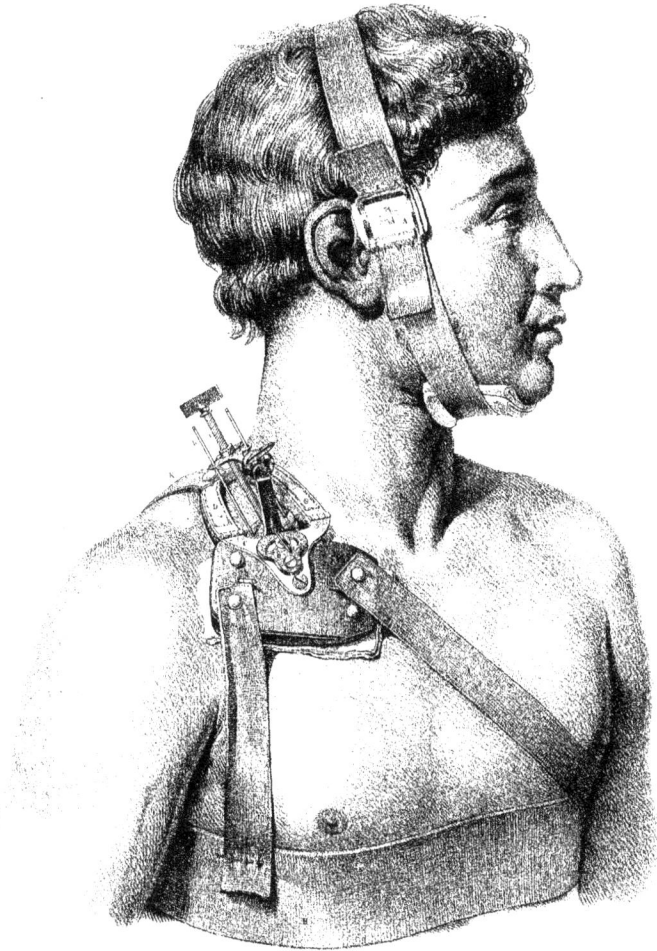

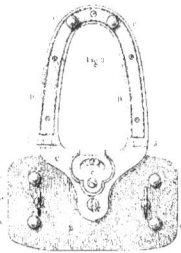

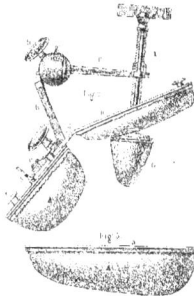

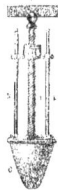

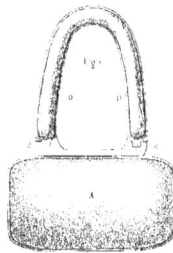

COMPRESSION DES ARTÈRES DU MEMBRE THORACIQUE.

ADULTE, DEMI-NATURE.

Cette planche représente les divers modes de compression usités sur le membre thoracique. Dans le milieu de la planche sont les dessins des compresseurs le plus généralement usités.

COMPRESSION DE L'ARTÈRE HUMÉRALE, FIGURES 1, 2 ET 3.

FIGURE 1. *Compression de l'artère humérale, à sa partie moyenne, par le tourniquet ou compresseur de J. L. Petit*, modifié par M. Charrière (voyez *fig.* 5). La pelotte d'opposition, dite pelotte mobile, s'appuie en arrière sur le muscle triceps brachial; la pelotte de pression, gouvernée par la vis de rappel, est appliquée sur l'artère. (Voyez, pour les détails de l'instrument, la description commune *fig.* 4.)

FIGURE 2. *Compression de l'artère humérale, à sa partie moyenne, par le garrot.* Cet instrument est représenté ici dans sa plus grande simplicité, et tel que, dans un cas urgent et en l'absence des autres compresseurs, on peut le composer partout avec les premiers moyens dont on peut disposer.

(a) est une petite bande de linge roulée très serrée, appliquée longitudinalement sur l'artère qu'elle comprime contre l'humérus.

(b) est une autre bande transversale à un ou deux tours, ou mieux un lacs simple, destiné à maintenir la bande roulée en position. D'abord, très lâche sur la face postérieure du bras, elle a été tordue en spirale à un ou deux tours, par un bâtonnet (c), maintenu fixement par un cordon (d); une plaque (e) ordinairement en écaille ou en corne, mais qui peut être en bois ou en carton, préserve la peau de la striction du lacs; si on le juge nécessaire, la peau peut encore être mieux préservée par une compresse en double interposée entre elle et la plaque.

FIGURE 3. (A) *Compression de la partie inférieure de l'artère humérale*, par un petit compresseur modifié par M. Charrière. Cet instrument agit en sens inverse de celui de J. L. Petit; c'est-à-dire qu'il se compose d'une seule pelotte (a), appliquée sur l'artère, la vis de pression (b), qui commande la plaque d'opposition (c), agissant sur le diamètre opposé du membre. Une compresse en double (d) préserve la peau de toute atteinte; le lacs est maintenu par une boucle (e). Cet instrument, dont nous donnons ici la meilleure application quant au lien, est fondé sur un principe erroné, dont l'exemple a été donné par l'éditeur de J. L. Petit; c'est de faire comprimer le vaisseau par la pelotte d'opposition, qui n'étant point contenue par la vis de rappel, tend à glisser sur le lacs d'autant plus facilement que cette pelotte, présentant son plus grand diamètre en travers, exige, pour s'insinuer entre les muscles, un déplacement trop considérable contre lequel ils réagissent en la faisant glisser, effet que produirait ici le biceps si le compresseur était appliqué à la partie moyenne du bras. Cette même erreur de principe est celle qui a présidé à la construction de plusieurs compresseurs, entre autres le tourniquet anglais et celui de Percy, les plus défectueux de tous en ce que, le lien s'enroulant sur un treuil horizontal, la constriction est maintenue par un ressort engrené dans une roue dentée, qu'il est toujours très difficile et souvent impossible de faire revenir en arrière.

COMPRESSION DES ARTÈRES RADIALE ET CUBITALE, FIGURE 3.

(B) Compression de l'artère radiale, au tiers inférieur de l'avant-bras, par la petite pelotte de M. Charrière (voyez pour les détails de l'instrument *fig.* 6). Pour toutes les compressions de ce genre, une seule pelotte d'une dimension déterminée ne pouvant s'appliquer en tous lieux, on peut obvier préalablement à la trop grande largeur de la pelotte par l'interposition d'une compresse graduée de forme convenable, sur laquelle elle s'applique. Le lacs qui enve-

loppe le membre circulairement est fixé de chaque côté de la pelotte par un ardillon. Au besoin, des compresses en double préservent d'une trop forte compression la peau et les veines sous-cutanées.

Le même instrument s'appliquerait à la compression de l'artère cubitale.

(A) Exemple de compression, par le même procédé, de la portion dorsale de l'artère radiale.

DESCRIPTION DES COMPRESSEURS.

FIGURE 4. *Tourniquet ou compresseur de J. L. Petit*, modifié comme on l'emploie de nos jours. Il se compose d'une pelotte de compression (a), cousue sur une plaque métallique (b), et gouvernée par la vis de rappel (c) flanquée de deux tiges conductrices (d); ces trois dernières tiges sont guidées par une autre plaque métallique (e), qui supporte le lacs de contention. À l'autre extrémité est la pelotte d'opposition (f). Le lacs de contention (g) enveloppe tout l'appareil en passant longitudinalement sur l'une et l'autre plaque terminale, où il est maintenu par deux petits coulants métalliques (h, h). Le lacs sur la plaque supérieure (e) est fendu longitudinalement pour le passage des trois tiges de rappel, et se fixe latéralement par une boucle (i).

Le compresseur de J. L. Petit est le meilleur modèle des instrumens de ce genre, et celui dont l'application est la plus générale pour les grandes artères. (Voyez *fig.* 1, et *planche* 21, *fig.* 1, où il est appliqué pour la compression de l'artère fémorale à son origine).

FIGURE 5. *Compresseur de J. L. Petit, légèrement modifié par M. Charrière*. La plaque supérieure (e) est diminuée d'étendue, et le lacs, en passant de cette plaque à celle de la pelotte de compression, remplace les deux tiges conductrices. Le principal avantage de cet instrument est d'être rendu beaucoup plus léger.

FIGURE 6. *Petite pelotte de M. Charrière*, imaginée pour la compression des artères de moyen calibre. (Voyez, pour son apposition, *fig.* 3; et, pour les applications que nous en avons faites, *planches* 18 et 19 pour les artères de la tête, et *planche* 21 pour celles du pied). Cette pelotte se compose deux plaques, l'une supportant la pelotte, l'autre fixée sur la première par une petite clef tournante. Cette seconde plaque est surmontée à chaque bout d'un chevalet, entre lesquels s'étend de chaque côté un ardillon, dont les crochets maintiennent le lacs de contention.

Pl. 20.

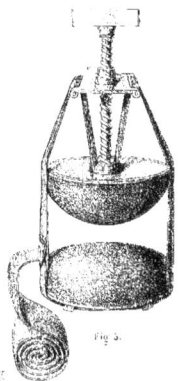

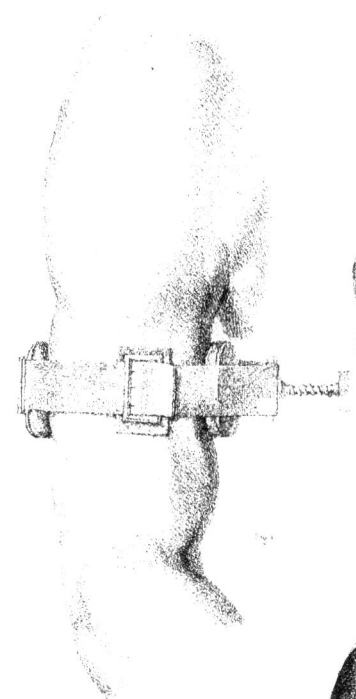

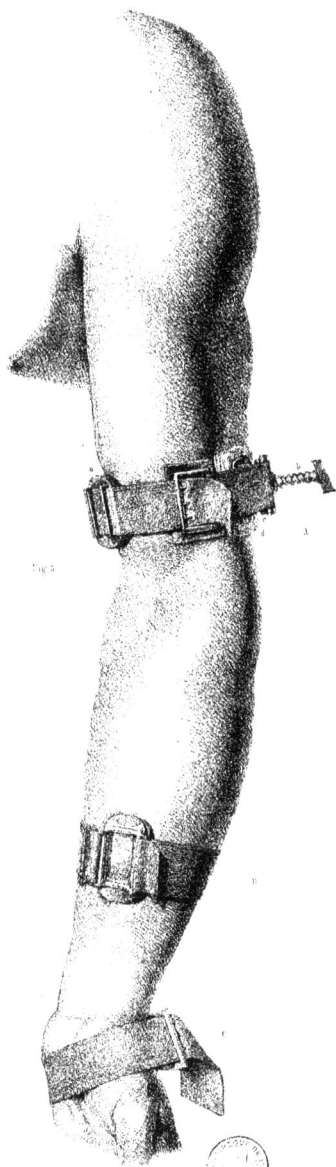

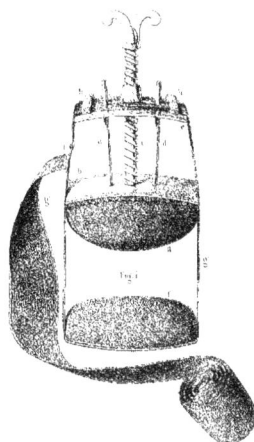

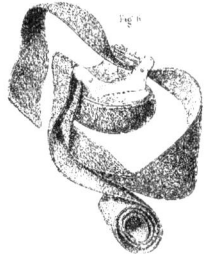

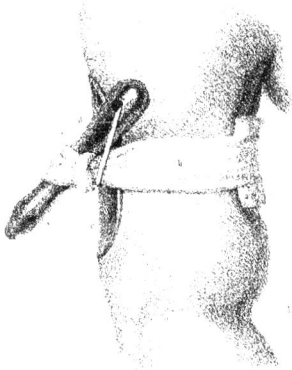

Imp. Lemercier, Paris.

COMPRESSION DES ARTÈRES DU MEMBRE ABDOMINAL.

ADULTE, DEMI-NATURE.

FIGURE 1. COMPRESSION DE L'ARTÈRE FÉMORALE.

La cuisse est placée demi-fléchie sur un oreiller. La figure représente la compression de l'artère en deux points : à sa partie supérieure et à sa partie moyenne.

COMPRESSION PUBIENNE.

L'artère fémorale en ce point est représentée comprimée sur le pubis avec la pelotte fixe du compresseur de J. L. Petit, la pelotte mobile n'existant pas. (Voyez, pour le dessin de ce compresseur, pl. 20). Le lacs de contension passe en arrière sous le pli de la fesse ; des compresses en double garantissent la peau de toute meurtrissure dans les points de pression. La pelotte (A) comprimant sur le pli de l'aine, a toujours de la tendance à basculer sur la cuisse ; c'est pour obvier à cet effet qu'un bout de bande (B), qui embrasse le lacs dans une anse, vient s'attacher à une ceinture abdominale (C), formée de quelques tours de bande.

COMPRESSION FÉMORALE.

DÉTAILS DU COMPRESSEUR DE DUPUYTREN.

L'artère, à sa partie moyenne, est comprimée sur le corps du fémur par le compresseur de Dupuytren, dont le dessin est représenté, figure 2. Cet instrument se compose d'un demi-cercle d'acier (D), composé de deux segments glissant l'un sur l'autre, et maintenus par une vis de pression, de manière à augmenter ou diminuer à volonté l'étendue de l'arc. Cette bande métallique offre à chaque bout une articulation en charnière ; l'extrémité postérieure supportant la pelotte d'opposition (E), qui s'applique en arrière sur les muscles de la cuisse, l'extrémité antérieure (F) supporte la tige à vis (G) et les deux conducteurs (H) de la pelotte mobile (I) qui sert à la compression de l'artère.

FIGURE 3. COMPRESSION DES ARTÈRES PÉDIEUSE ET TIBIALE POSTÉRIEURE.

Sur un pied adulte, la pelotte (K) (voyez planche 20, fig. 6), appuyant elle-même sur une petite compresse graduée, comprime l'artère tibiale postérieure dans l'espace moyen entre la malléole interne et le calcanéum, à son passage sous la voûte de cet os. Une compresse en double (L) préserve la peau de la pression directe du lacs de contension sur les tendons extenseurs. La pelotte (M), de même configuration, comprime l'artère pédieuse sur le tarse, le long de l'extenseur du gros orteil ; des compresses en double protègent les deux bords interne et externe du pied.

Pl. 21.

Fig. 1

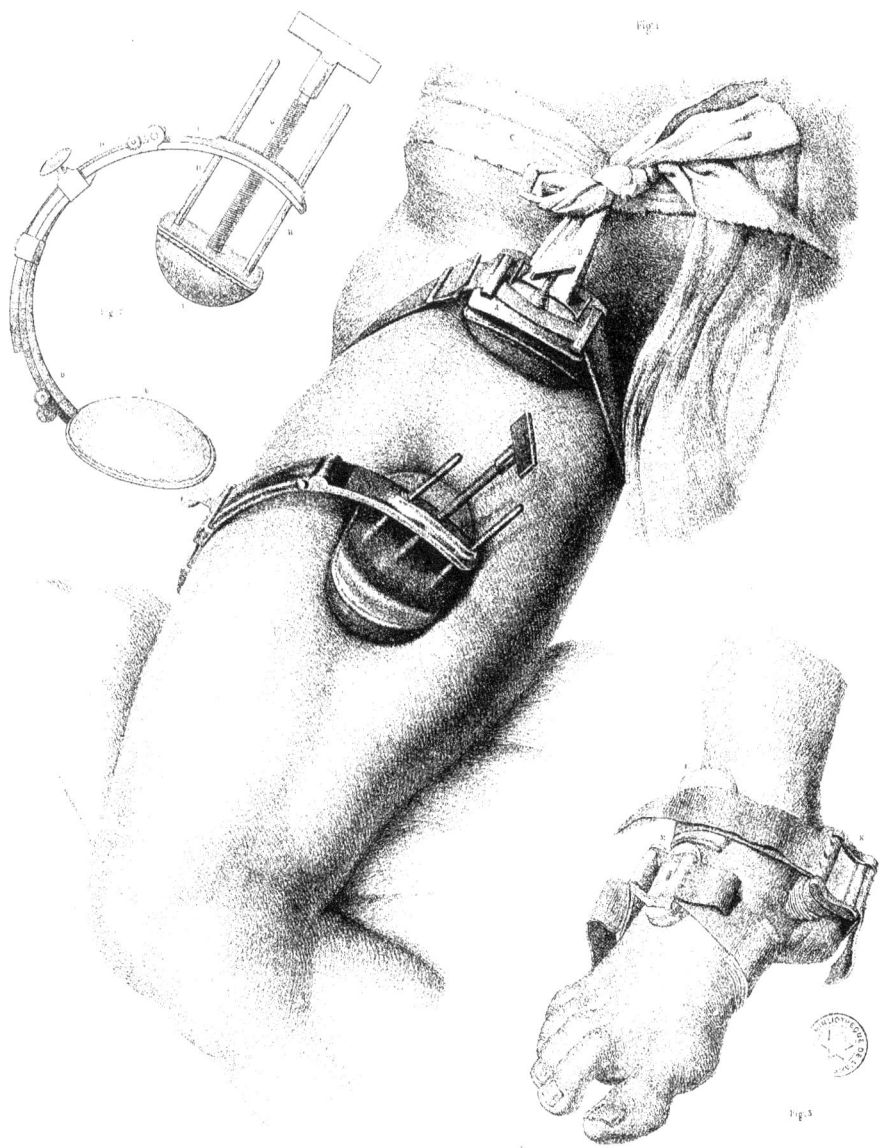

Fig. 3

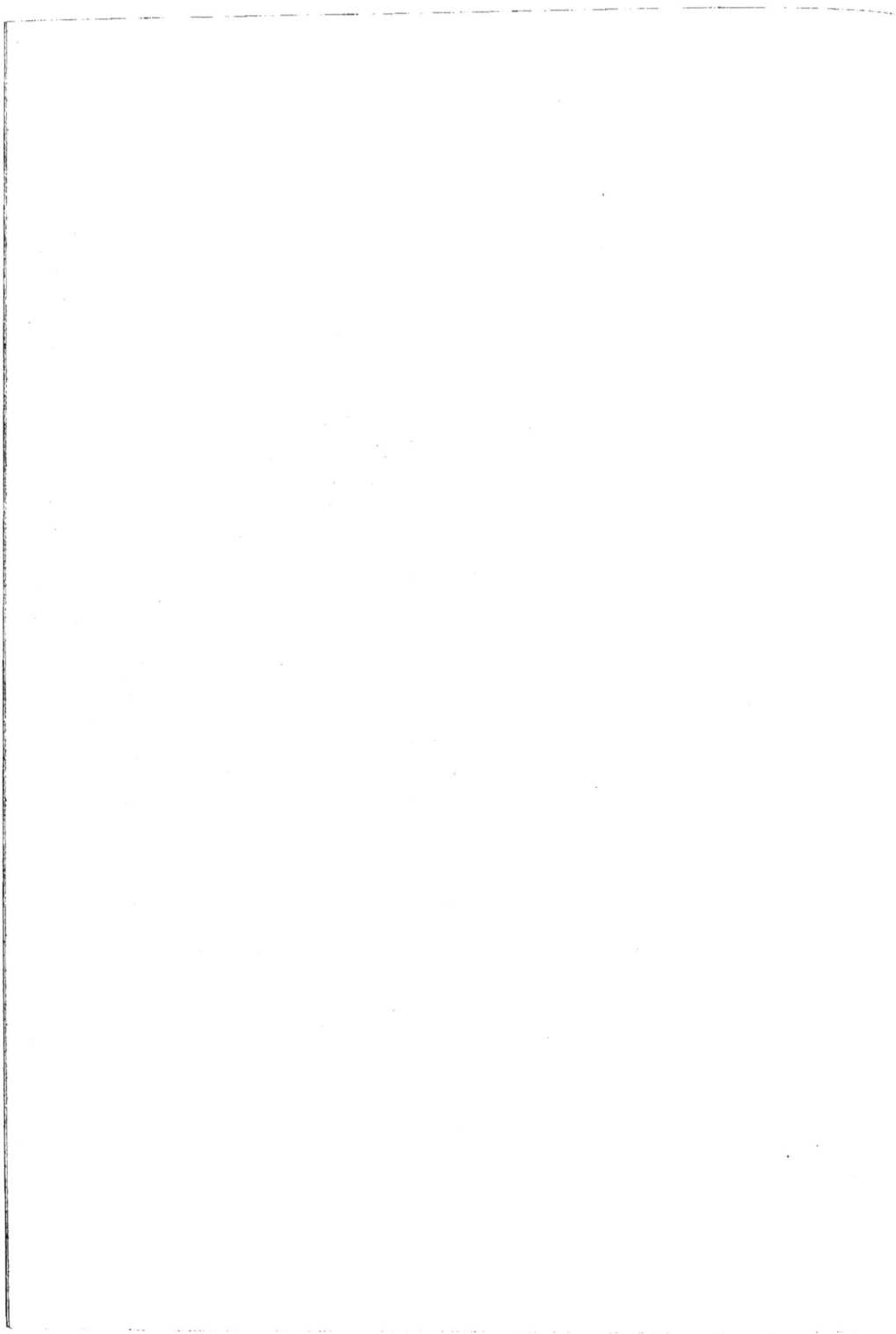

OPÉRATIONS ET INSTRUMENS.

DEMI-DIMENSION.

———◦◉◦———

PLANCHE 22.

OPÉRATIONS SIMPLES.

Figures 1, 2, 3, 4. Application d'un séton à la nuque.

Fig. 1. Un pli étant fait à la peau et maintenu avec les doigts de la main gauche, l'opération est représentée au moment où le bistouri, tenu de la main droite, après avoir traversé le repli cutané, est retiré en prolongeant l'incision.

Fig. 2. Elle représente le moment où l'on vient de passer, avec le stilet aiguillé, la mèche à séton, la peau étant abandonnée à elle-même.

Fig. 3. Aiguille à séton de M. Boyer, garnie d'une mèche.

Fig. 4. Autre aiguille à séton.

Figures 5, 6, 7, 8. Moxas et instrumens de leur application.

Fig. 5. Moxa ordinaire en combustion, maintenu sur la peau par une pince, et alimenté par le chalumeau. On supplée fréquemment, dans la pratique, au chalumeau par un soufflet, ou le souffle même de la bouche.

Fig. 6. Petit moxa de M. Sarlandière.

Fig. 7. Porte-moxa de M. Larrey, d'un usage assez commode, il est néanmoins peu usité.

Fig. 8. Chalumeau de M. Larrey.

Figure 9. Perforation du lobule de l'oreille avec un petit trocart.

Figure 10. Aiguilles à acupuncture.

Figures 11 et 12. *Sutures.*

(a) Suture à points passés.
(b) Suture à points séparés.
(c) Suture entortillée.
(d) Suture enchevillée.
(e) Suture à surjet.

PLANCHE 23.

OPÉRATIONS DIVERSES.

Figure 1. Section du muscle sterno-mastoïdien, pratiquée avec le bistouri droit sur la sonde cannelée. L'opération est représentée dans le moment où va s'achever la section.

Figure 2. Section du tendon d'Achille (procédé de M. Stromeyer).

Figure 3. Section de l'aponévrose palmaire dans le cas de rétraction permanente des doigts causée par une cicatrice vicieuse (procédé de Dupuytren). La main est représentée sur une palette en bois qui doit faire partie de l'appareil de pansement pour la formation d'une nouvelle cicatrice sans rétraction.

Figure 4. Même opération (procédé de M. Goyrand).

Figure 5. Même opération (procédé de Sir Astley Cooper).

Figure 6. Section du nerf frontal qui doit être suivie de résection. Le doigt indicateur d'un aide maintien la paupière supérieure abaissée, tandis que celui de la main gauche de l'opérateur élève le sourcil.

Figure 7. Section du nerf sous-orbitaire par l'incision en dedans au fond du sillon labio-gingival.

Figure 8. Arrachement de l'ongle du gros orteil rentré dans les chairs (procédé de Dupuytren).

Figure 9. Ablation des chairs qui recouvrent l'ongle du gros orteil (procédé de M. Lisfranc).

Pl. 55.

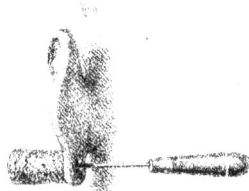

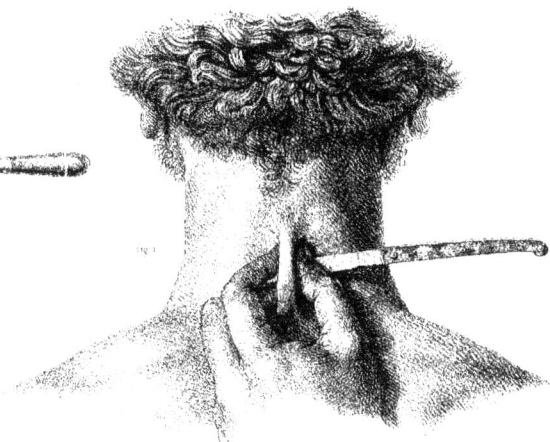

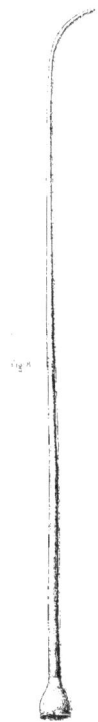

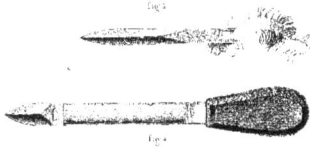

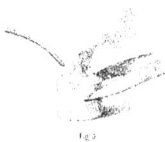

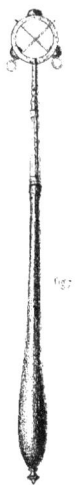

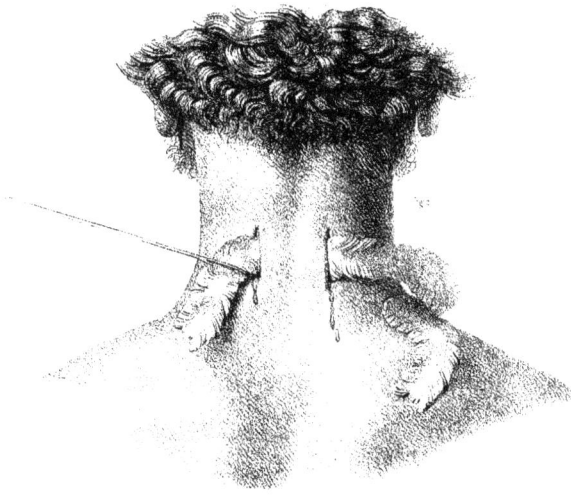

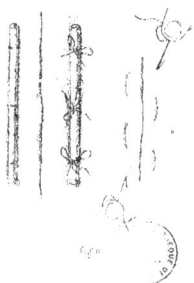

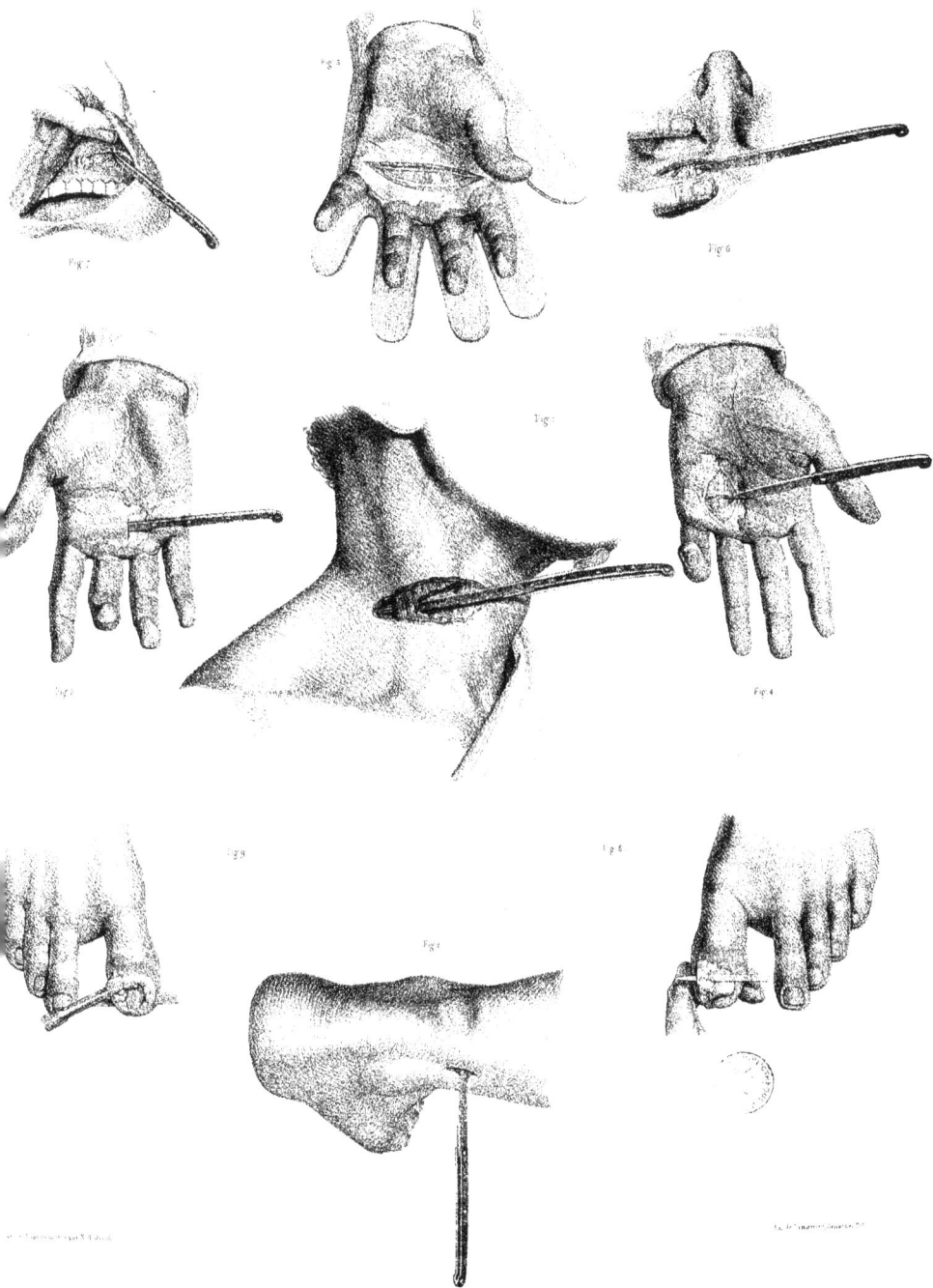

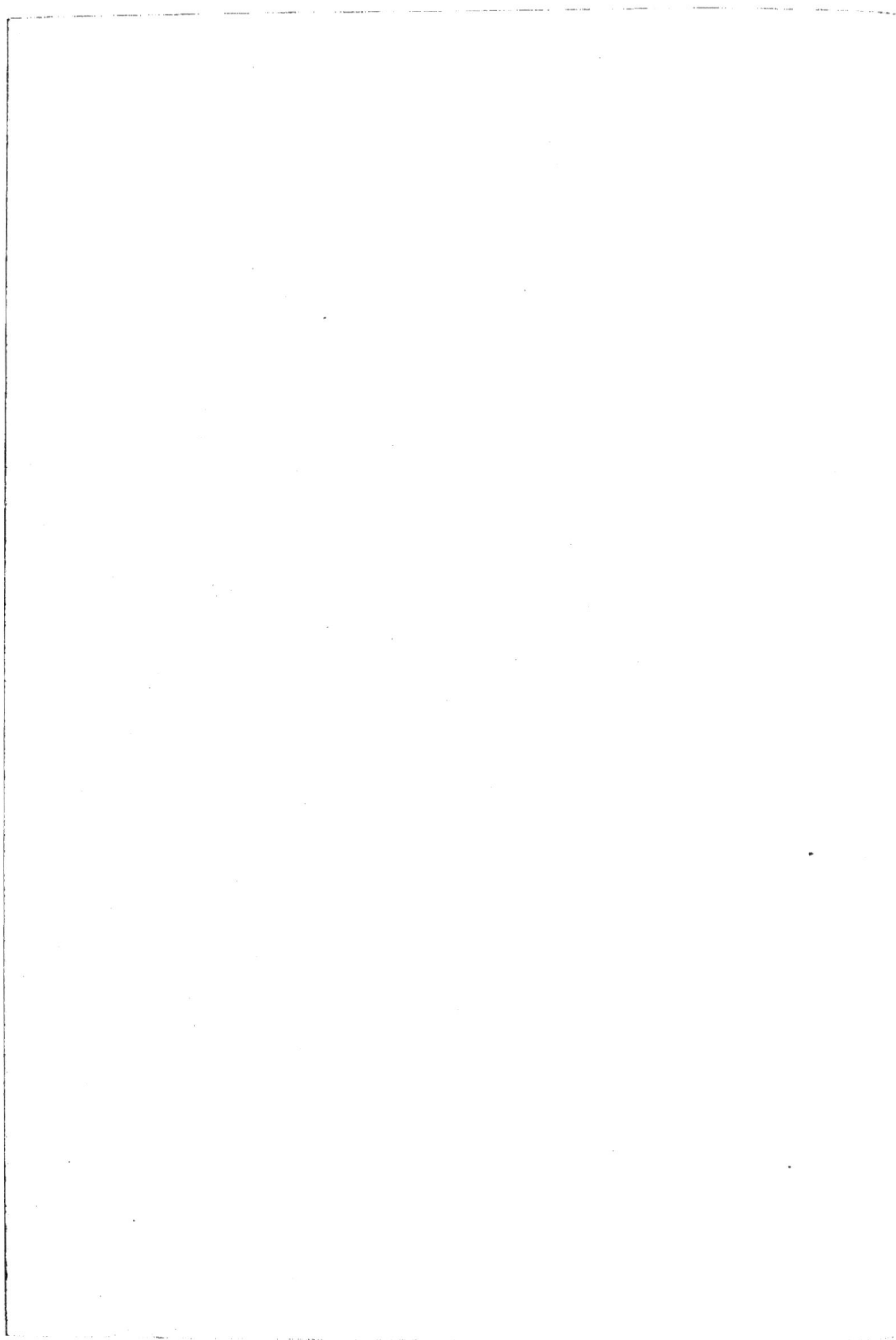

EXTRACTION DES DENTS.

ADULTE, GRANDEUR NATURELLE.

———❦———

PLANCHE 24.

FIGURE 1. Extraction de la première dent grosse molaire du bord alvéolaire gauche de la mâchoire inférieure avec la clef de Garengeot.

FIGURE 2. Extraction de la seconde dent grosse molaire du bord alvéolaire droit de la mâchoire inférieure avec le même instrument.

FIGURE 3. Extraction de la seconde petite molaire du bord alvéolaire gauche de la mâchoire supérieure avec la clef à panneton garni (n° 6, pl. 26).

FIGURE 4. Extraction de la seconde dent grosse molaire du bord alvéolaire droit de la mâchoire supérieure avec la clef tournante (n° 8, pl. 26).

FIGURE 5. Extraction de la première incisive gauche de la mâchoire inférieure avec le tiroir.

FIGURE 6. La même opération pratiquée sur la première incisive droite du maxillaire supérieur.

PLANCHE 25.

FIGURES 1 et 2. Extraction des dents de sagesse de la mâchoire inférieure avec la clef de Garengeot à crochet simple. — Fig. 1, bord alvéolaire droit; fig. 2, bord alvéolaire gauche.

FIGURES 3 et 4. Extraction des dents de sagesse de la mâchoire supérieure avec le crochet en Z sur la clef de Garengeot. — Fig. 3, luxation de la dent en dehors; fig. 4, exemple de luxation en dedans, lorsque l'espace entre le bord alvéolaire et l'apophyse coronoïde, revêtue des parties molles, est insuffisant pour loger le panneton.

FIGURE 5. (a) Extraction d'une canine hors de rang, et saillante en dedans, lorsque les dents voisines, saines, sont d'ailleurs bien rangées, (b) Redressement d'une canine hors de rang et saillante en dehors, lorsqu'une dent voisine étant enlevée permet de lui trouver un espace. Une plaque est placée en dedans, et reçoit dans ses trous le fil qui tire sur la dent pour la rappeler dans sa rangée.

FIGURE 6. (a) Extraction d'une canine saillante en dedans, à la mâchoire supérieure. L'opération est figurée avec la pince des horlogers ; mais on peut commencer la luxation avec le pélican, sauf à employer la pince ou le davier pour l'extraction. (b) Petite molaire oblique, dont on peut obtenir le redressement comme dans la figure précédente.

PLANCHE 26.

FIGURE 1. (a) Extraction, avec le davier, d'une racine vacillante de la première grosse molaire du bord alvéolaire droit de la mâchoire inférieure.

(b) Luxation de la racine de la première incisive supérieure gauche avec le levier (n° 29), la racine ébranlée devant ensuite être saisie avec la pince droite (n° 13).

FIGURE 2. (a) Luxation, avec l'élévatoire pyramidal (n° 27), d'une double racine de dent grosse molaire cariée de la mâchoire supérieure.

(b) Extraction, avec le davier, d'une racine vacillante ou précédemment luxée de la seconde petite molaire gauche supérieure.

INSTRUMENS QUI SERVENT A L'EXTRACTION DES DENTS (DEMI-GRANDEUR).

1. Spéculum Oris modifié. Il se compose de deux pieds garnis d'étain, que l'on place entre les bords alvéolaires, qu'ils écartent par un mouvement de vis. Une plaque inférieure est destinée à contenir la langue. Cet instrument, déjà ancien et repris à diverses époques, est néanmoins incommode, et reste inusité.

2. Clef de Garengeot, avec ses deux crochets accessoires (a et b). Cet instrument, incontestablement le plus utile de tous, et auquel Garengeot a donné son nom, quoiqu'il ne l'ait pas perfectionné, est resté le plus usité malgré les modifications dont le détail suit.

3. La même clef à panneton étroit (a), et à crochet à angle droit (b).

4. Clef de M. Colombat, dont la principale modification consiste dans un cylindre tournant (a) à l'extrémité du panneton, qui rend la pression moins dure.

5. Autre modèle. Un demi-anneau, dans lequel est reçu l'indicateur, gouverne par une tige centrale les mouvemens du crochet.

6. Clef à panneton garni de peau.

7, 8, 9, 10. Diverses clefs tournantes qui permettent de changer de côté sans dévisser les crochets.

11. Clef de Fox et Savigny, dont le crochet, qui se transporte à volonté au-delà du panneton, remplit le même objet que le crochet en Z.

12. Clef à double tige de M. Colombat, dont le panneton échancré au milieu a pour objet de ne permettre la fracture du bord alvéolaire qu'en regard de la dent à extraire.

En précepte général, pour assurer la luxation sans fracture des racines, il est important de garnir le panneton de plusieurs tours de linge en huit de chiffres, que l'on renouvelle à chaque fois.

13. Pince droite.

14. Pince de Laforgue, dite pince des horlogers.

15, 16. Pinces coudées ou daviers.

17. Extrémité du davier coudé sur le plat.

18. Davier incisif.

19, 20. Davier en bec de perroquet.

Ils sont, par leur mouvement vertical, d'un usage moins commode que ceux dont le mouvement est horizontal.

21. Davier destiné à extraire les racines par un mouvement de bascule. (Inusité.)

22. Pince incisive.

23. Tirtoir tel qu'on l'emploie de nos jours ; le panneton de cet instrument doit être garni de linge.

24. Le même instrument modifié par nous. La tige du crochet est reçue dans une gouttière que présente celle du panneton, pour éviter les vacillations latérales.

25. Tirtoir de Laforgue. Son usage est peu commode.

26. Pélican simplifié comme on le fabrique de nos jours, autrefois très employé, il est maintenant inusité, et sert à peine quelquefois pour luxer des racines, que l'on enlève ensuite avec les daviers.

27. Levier ou élévatoire pyramidal. Le plus utile des instrumens de ce genre pour la luxation des racines des dents molaires.

28, 29. Divers leviers dits en langue de carpe ou de chat. Ils sont moins souvent utiles que le précédent.

30. Levier dit pied de biche, aujourd'hui de plus en plus inusité.

Pl.24.

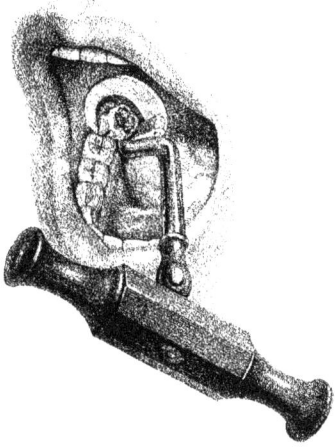
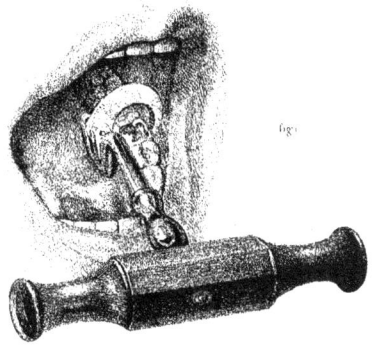
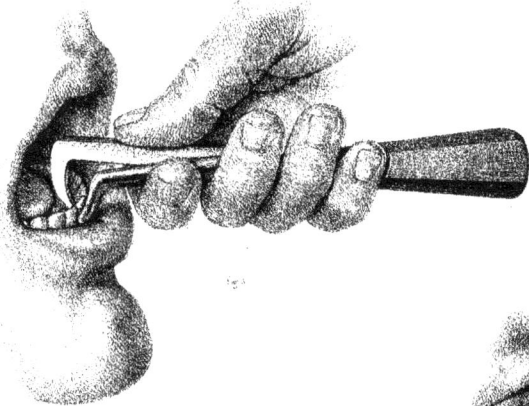
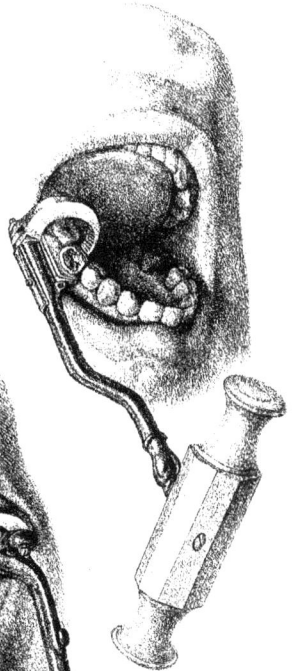
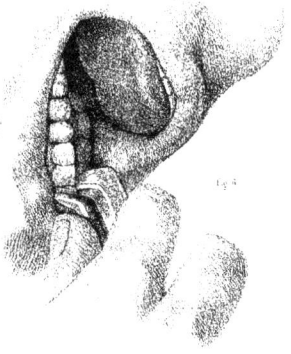
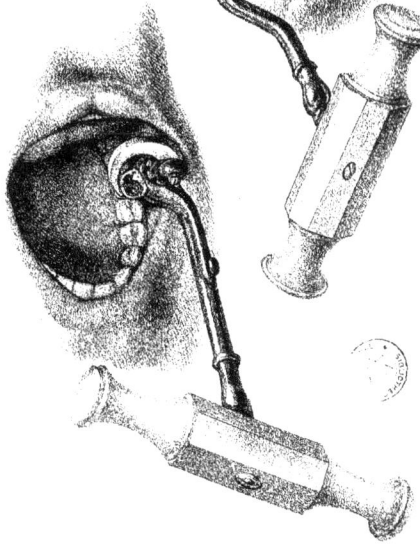

Pl. 25.

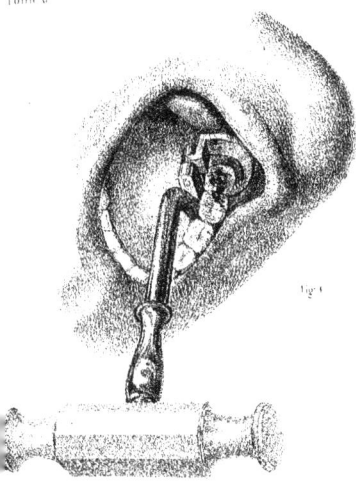

Fig. 1.

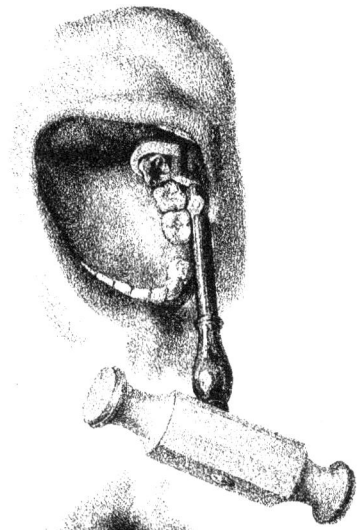

Fig. 2.

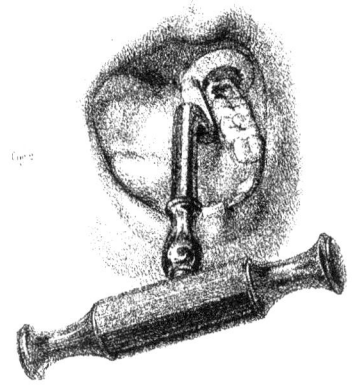

Fig. 3.

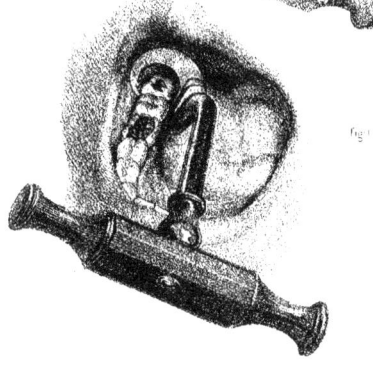

Fig. 4.

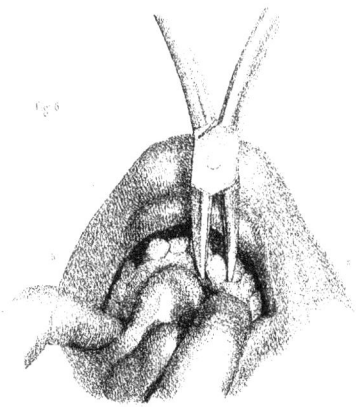

Fig. 6.

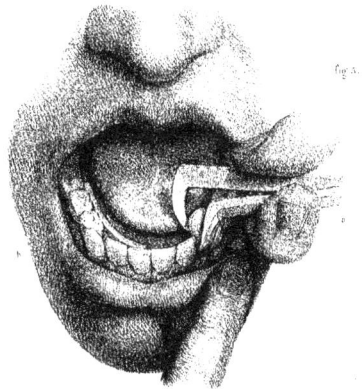

Fig. 5.

Pl. 26.

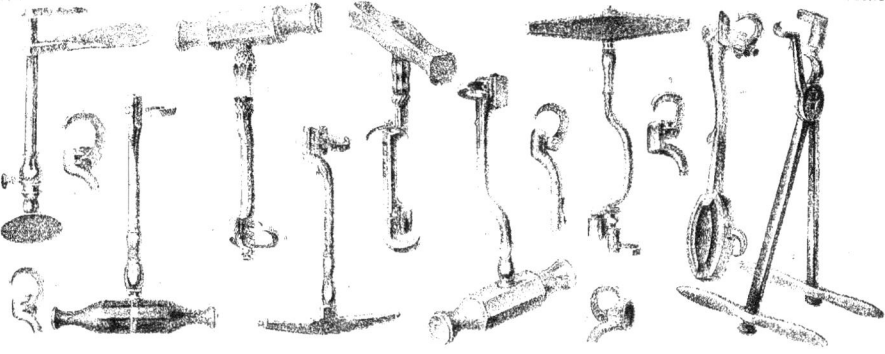

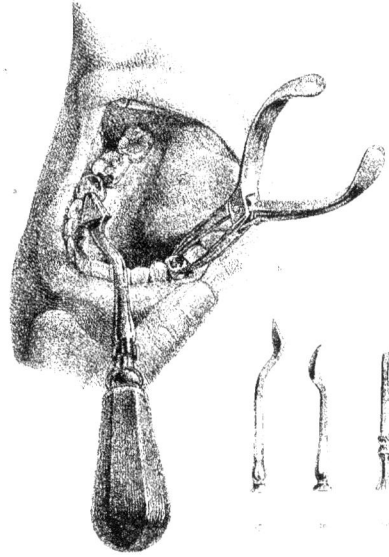

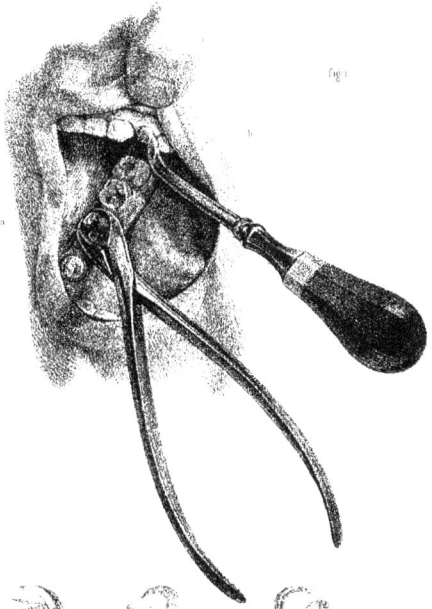

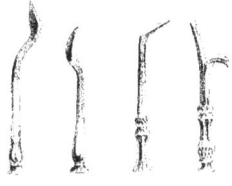

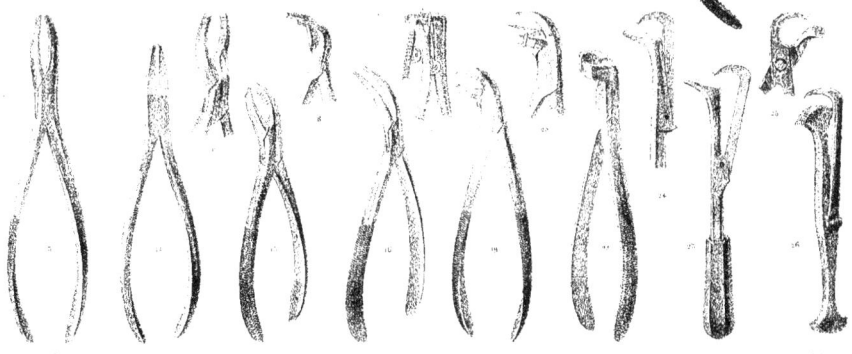

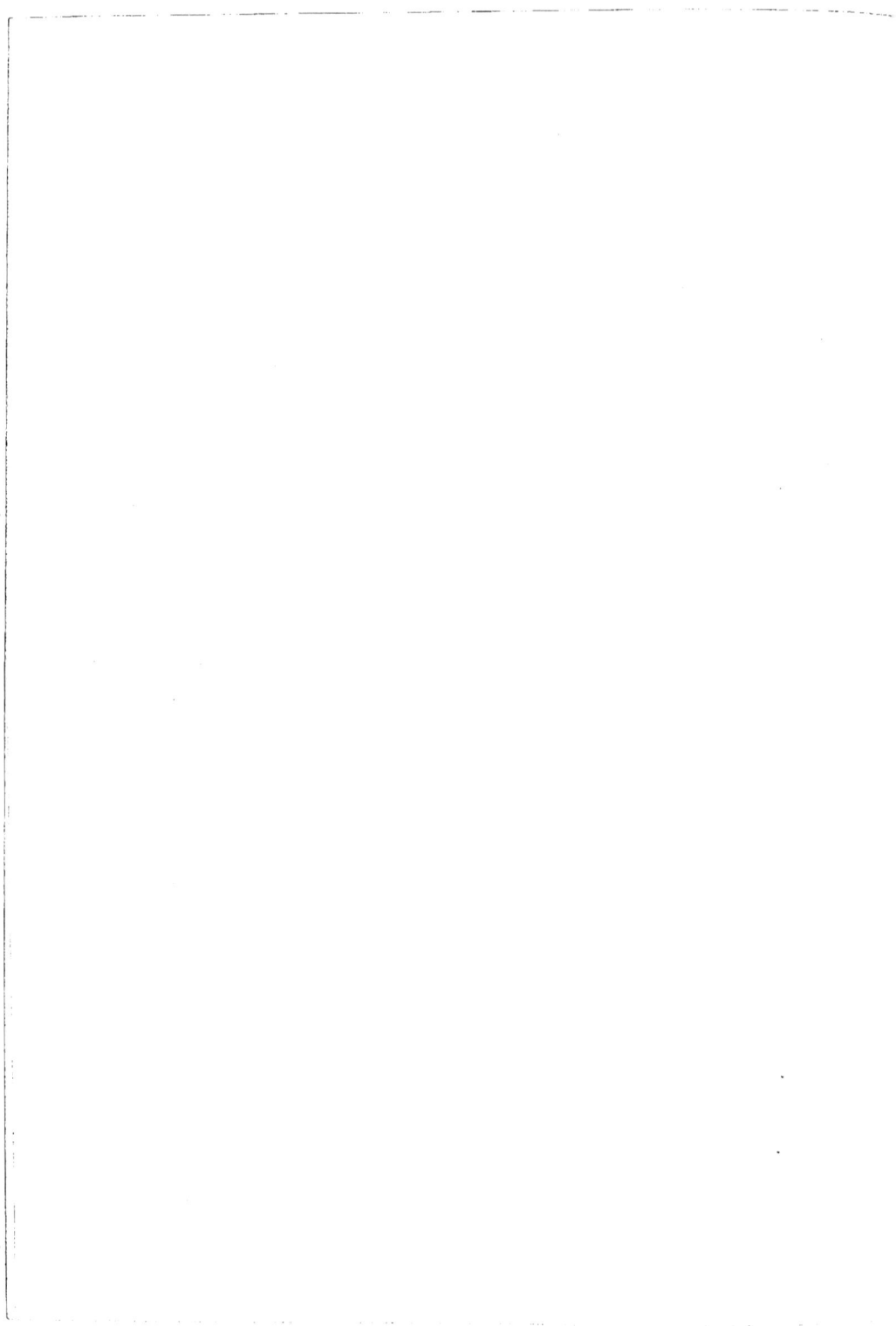

VENTOUSES, SCARIFICATEURS, BDELLOMÈTRES.

INSTRUMENS DE DEMI-DIMENSIONS.

INDICATION DES INSTRUMENS.

FIGURE 1. *Ventouse simple*, représentée en action sur la peau. Un petit trépied, en toile métallique, disposé dans l'intérieur de la cloche en verre, supporte une boulette de coton imbibée d'alcool en ignition, de manière à isoler la peau du contact de la flamme.

FIGURES 2 ET 3. *Cloches* à ventouse, en verre, vues par le plan de leur orifice. La *fig.* 2 représente la cloche circulaire, comme dans la ventouse à pompe (*fig.* 4). La *fig.* 3 est une cloche ovale, propre à s'adapter dans certains espaces étroits.

FIGURE 4. *Ventouse à pompe.* Cet instrument, le plus utile de tous, se compose d'une cloche en verre (a), surmontée par un ajutage et un robinet en cuivre jaune (b), auquel s'adapte, à volonté, une pompe en cuivre aspirante et foulante (c), qui, dans le mouvement de refoulement, se vide elle-même de l'air contenu dans le tube, par une soupape contenue dans l'épaisseur du piston. Cette pompe, dont la communication avec l'intérieur de la cloche s'interrompt en fermant le robinet, peut ainsi être adaptée à plusieurs cloches répandues sur la surface de la partie où l'on exerce le vide. Dans cet appareil, le vide étant supposé produit dans l'intérieur de la cloche (a), a causé l'attraction des tégumens (d) en saillie dans l'intérieur de la cloche.

FIGURE 5. *Ventouse à pompe, en action pour opérer un allaitement artificiel.* Cet appareil ne diffère du précédent que par la forme de la cloche (a), dont l'orifice, rétréci en goulot (b), est destiné à recevoir le mamelon (c). Cette cloche s'applique à la surface du sein par un disque en verre (d). L'appareil étant dessiné en fonction, le lait jaillit dans l'intérieur de la cloche.

FIGURE 6. *Scarificateur à ressort.* Cet instrument représente un cube métallique, dans l'intérieur duquel est disposé un mécanisme qui met en jeu deux treuils parallèles, supportant chacun six lames d'acier ou lancettes, qui passent au travers d'un pareil nombre de fentes perpendiculaires aux treuils, sur le plan inférieur (a) de l'instrument. Sur le plan supérieur (b), un bouton métallique (1) commande une vis de rappel qui fait monter ou descendre la portion inférieure de l'appareil, maintenue par deux vis latérales (2), de manière à éloigner ou rapprocher le plan inférieur des lancettes. L'appareil s'arme en pressant sur un levier (3), qui fait mouvoir une roue dentée commandant la rotation des treuils porte-lancettes. Sur la *figure* l'instrument est demi-armé, pour montrer la saillie des lancettes, dont on obtient le brusque départ en demi-cercle, par le jeu d'une détente, en pressant sur le bouton latéral (4).

FIGURE 7. *Scarificateur à main de M. Pasquier.* Cet instrument, très simple, se compose d'une boîte à lames supportées sur un manche. Une roue dentée, commandée par une clef tournante, met en mouvement six lames d'acier demi-circulaires. Ces lames sont rentrées dans l'intérieur de la boîte dans la *fig.* (a), et ressortent, au contraire, par leurs fentes parallèles dans la *fig.* (b), où l'instrument est représenté armé.

FIGURES 8 ET 9. *Bdellomètres.* Le bdellomètre est à la fois une ventouse à pompe et un scarificateur agissant dans l'intérieur d'une même cloche.

FIGURE 8. *Bdellomètre de M. Sarlandière.* Il est représenté l'action opérée. (a) est la cloche centrale, appliquée sur les tégumens (b), en saillie dans son intérieur, et donnant lieu à un jet de sang par chaque piqûre. (c) est un robinet latéral, auquel s'adapte la pompe aspirante et foulante qui a fait le vide dans l'intérieur de la cloche. Cette pompe (d) est interrompue sur la figure. (e) est un ajutage central, renfermant une boîte en cuir, dans laquelle glisse à frottemens une tige verticale (f), supportant, dans l'intérieur de la cloche, un disque métallique (g), dans lequel sont encastrées dix lancettes verticales, qui piquent la peau tuméfiée, par l'abaissement du disque que l'on relève ensuite. Enfin (h) est une tubulure latérale, fermée par un bouton (i). Cet orifice est destiné à donner issue au sang et à la vapeur sanguine renfermés dans l'intérieur de la cloche, pour mettre l'instrument en disposition de procéder à une nouvelle aspiration.

FIGURE 9. *Bdellomètre de plus petite dimension*, renfermant un disque à deux lancettes.

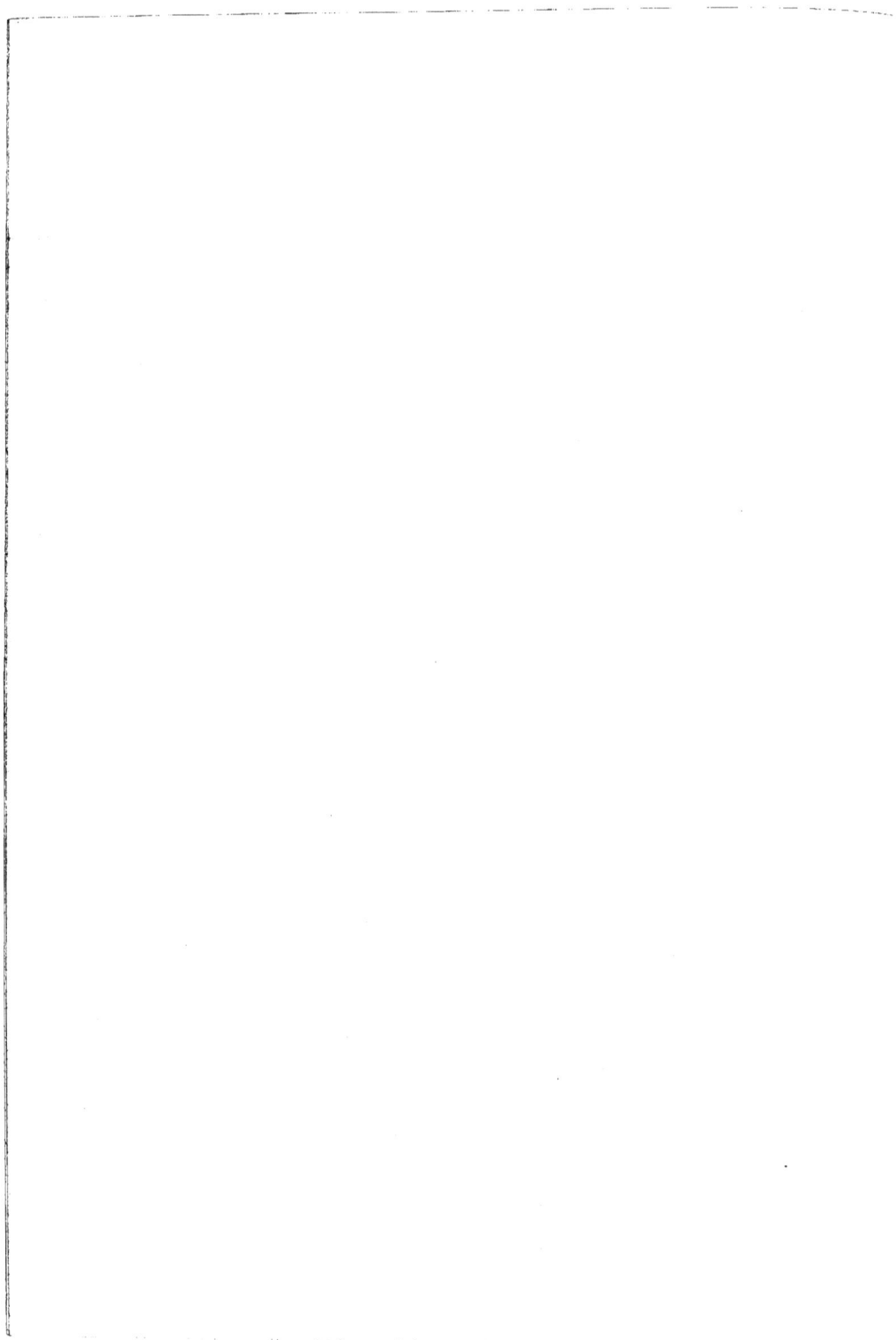

VENTOUSES-JUNOD.

TIERS DE DIMENSION DE L'APPAREIL ET DES MEMBRES.

DISPOSITION GÉNÉRALE.

Cet appareil se compose de tubes ou cylindres creux, en cristal ou en cuivre étamé, ouverts par une extrémité, et fermés à l'autre bout par un robinet. Ces cylindres sont assez spacieux pour recevoir l'un des deux membres thoracique ou abdominal. A l'extrémité libre s'adapte un ajutage en cuivre, par lequel on insinue le membre. Chaque cylindre est muni de plusieurs de ces ajutages de rechange, dont l'orifice libre varie de diamètre, pour s'adapter au volume des membres chez divers sujets. Au robinet situé à l'extrémité fermée des cylindres s'ajuste un tube flexible et imperméable, qui reçoit, à l'autre extrémité, l'ajutage d'un autre robinet ouvrant dans un cylindre ou vestibule en cuivre; ce cylindre lui-même communique, par une tubulure vissée, avec l'intérieur d'un corps de pompe destiné à faire le vide.

DÉTAILS DE L'APPAREIL.

FIGURES 1 ET 2.

1. Cylindre en cristal, dans lequel se trouve enfermé le membre gauche, soit abdominal (*fig.* 1), ou thoracique (*fig.* 2).
2. Ajutage en cuivre, qui s'adapte à l'extrémité supérieure du membre.
3. Bourrelet circulaire, formé par la peau, qui se produit lui-même sous l'aspiration de la pompe, et s'oppose à l'entrée de l'air extérieur dans la cavité du cylindre.
4. Robinet terminal qui reçoit le tube de communication avec la pompe, par lequel s'exerce l'aspiration ou le refoulement de l'air atmosphérique dans l'intérieur du cylindre.
5. Tube de communication du cylindre avec le vestibule aérien qui précède la pompe.

FIGURE 3.

PROFIL DE L'AJUTAGE DU MEMBRE ABDOMINAL.

Il a pour objet de montrer la différence des deux courbures entre le côté postérieur qui doit porter à plat, et l'antérieur, où la concavité peut être plus considérable sans inconvénient. Au contour antérieur, un ruban de caoutchouc s'adapte exactement sur les petites gorges circulaires en cuivre pour empêcher l'introduction de l'air entre les feuillures de l'ajutage et du cercle métallique formant l'orifice libre du cylindre.

FIGURE 4.

VUE PERSPECTIVE DE LA POMPE ET DE SES ANNEXES.

(A) RÉCIPIENT.

Cette portion de l'appareil se compose d'un cylindre en cuivre jaune, disposé horizontalement, qui forme une sorte de vestibule intermédiaire entre les cavités des cylindres et celle de la pompe. Ce récipient est percé de six orifices : en avant et aux extrémités 1, 1,

1, 1, sont autant de robinets pouvant communiquer par des tubes avec la cavité d'autant de cylindres qui renferment isolément les quatre membres. L'action s'exerce ou simultanément sur plusieurs membres, ou successivement sur un membre après l'autre, trois robinets étant fermés pendant que l'un d'entre eux est ouvert. Cet isolement des robinets est avantageux en ce qu'il permet avec la même pompe d'agir, suivant le besoin, sur un, deux, ou les quatre membres, soit par aspiration, soit par refoulement.

2, est un cinquième orifice placé en arrière, communiquant avec l'intérieur de la pompe par un de ses deux prolongemens.

3, indique le sixième orifice placé en haut du récipient, et fermé par le réservoir à mercure d'un manomètre qui s'y adapte en pas de vis.

4, Manomètre vertical qui surmonte le récipient. Il est gradué pour indiquer la hauteur du mercure, et peut indiquer une hauteur barométrique supérieure à un quart d'atmosphère.

(B) POMPE.

Cette pompe, en cuivre jaune, est à-la-fois aspirante et foulante par le moyen de deux prolongemens ou tubulures garnies chacune d'une soupape. Dans la tubulure 5, la soupape ouvrant en dedans, sert à l'aspiration par le retrait du piston. Dans la tubulure 6, la soupape ouvre en dehors pour chasser ou refouler l'air de l'intérieur du corps de pompe dans le récipient, et de celui-ci dans la cavité des cylindres. Chacune de ces tubulures pouvant s'adapter en pas de vis avec l'orifice 2 du récipient, la pompe est à volonté aspirante ou foulante.

FIGURE 5.

PLAN DE L'EXTRÉMITÉ INFÉRIEURE DE LA POMPE ET DU RÉCIPIENT,

Il montre les rapports de la pompe et du récipient. (*Les caractères sont les mêmes que pour la fig.* 4.

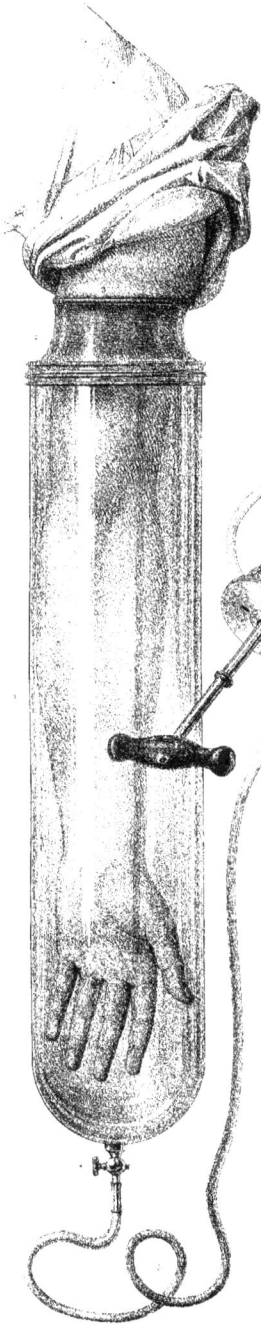
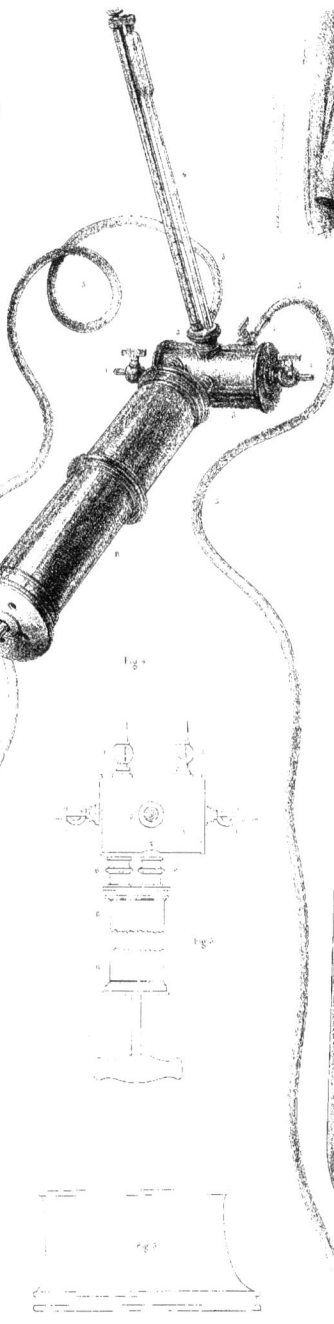
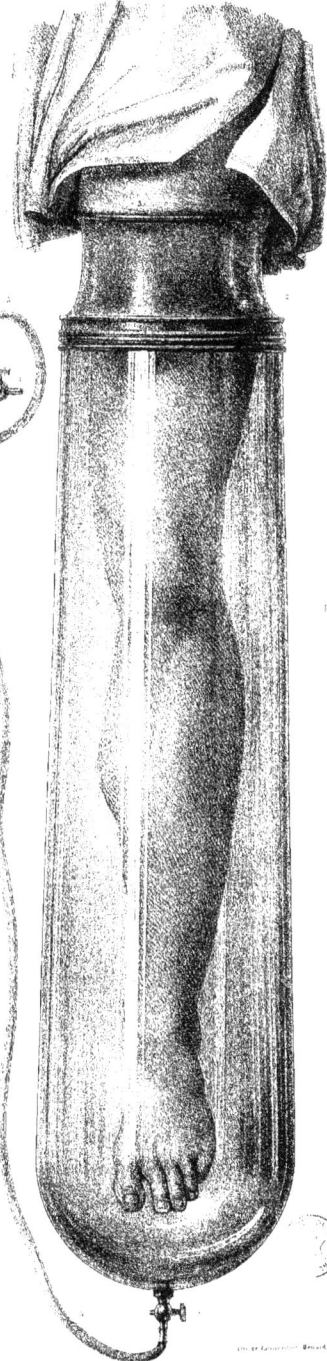
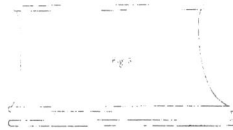

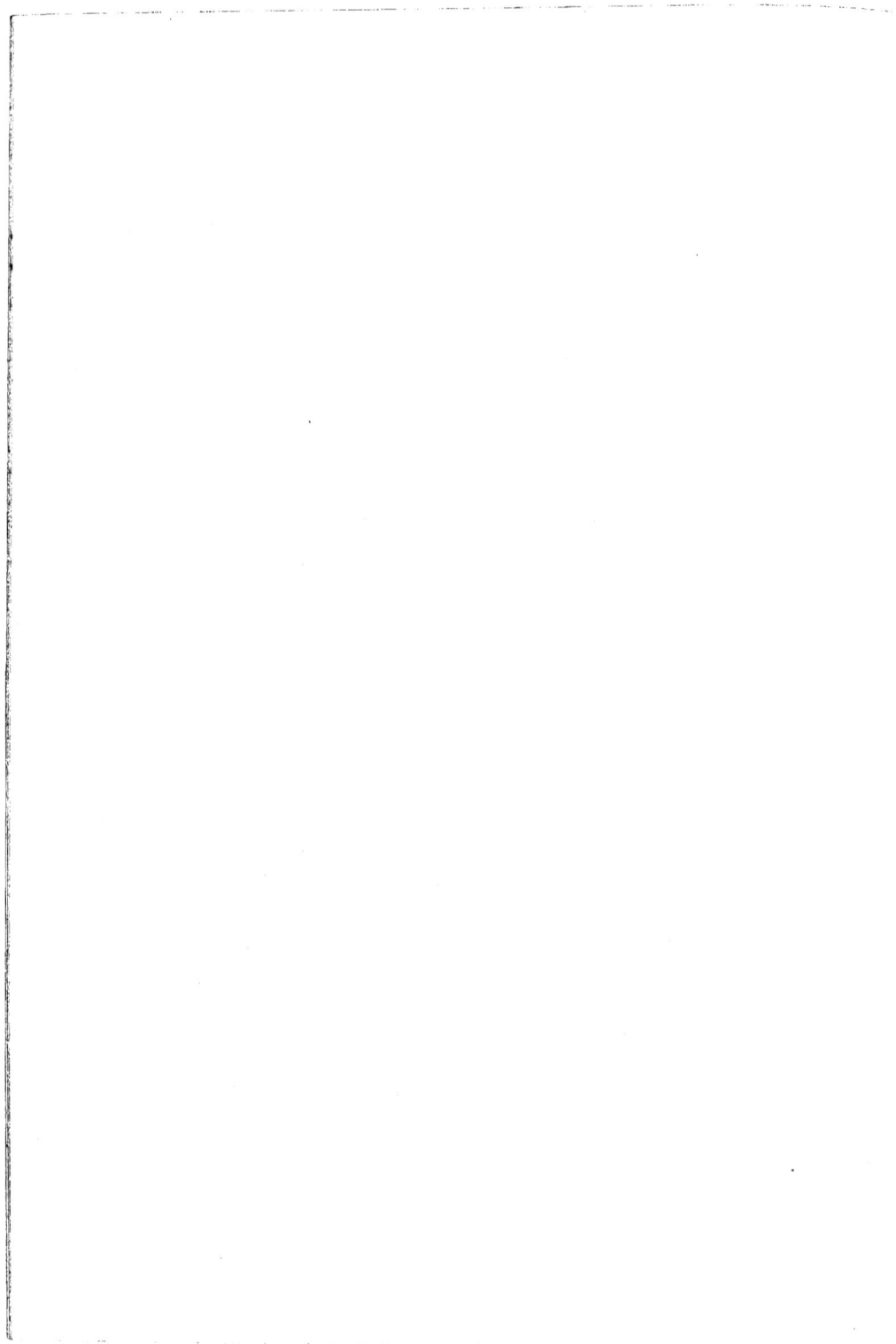

PHLÉBOTOMIE

SAIGNÉES DU BRAS ET DU PIED.

ADULTE, DEMI-NATURE.

SAIGNÉE DU BRAS, FIGURES 1, 2 ET 3.

FIGURE 1. Elle représente le membre thoracique droit, disposé pour l'opération de la saignée au pli du coude. La ligature circulaire (a), nouée sur la face antérieure externe du membre, produit le gonflement des veines superficielles : (1) la médiane basilique ; (2) la médiane céphalique ; (3) la radiale antérieure, ou médiane commune ; (4) la radiale postérieure ; et (5) la cubitale antérieure (voyez *fig*. 2 et 3). Le pouce de la main droite de l'opérateur (b), appliqué au-dessous du confluent des médianes, en maintient la réplétion ; (c) est la lancette, vue en raccourci, dans la position voulue pour la ponction en diagonale ; (d, e, f, g, h) indiquent les points d'élection où la piqûre de l'instrument est le plus inoffensive.

FIGURES 2 et 3. Anatomie chirurgicale du pli du coude au point de vue de la saignée. La *figure* 2 montre, avec les veines superficielles mises à nu, toutes les parties sus-aponévrotiques qui peuvent être lésées en traversant leur direction. La *figure* 3 montre le plan sous-aponévrotique, les

veines superficielles, moins la médiane basilique, conservées en premier plan au-devant des parties profondes.

INDICATION COMMUNE AUX FIGURES 2 ET 3.

1° *Veines superficielles* (1, 2, 3, 4 et 5), les mêmes que dans la *fig.* 1, (d, e, f, g, h) lieux d'élection de la saignée, pour ne point blesser les nerfs, les lymphatiques et les vaisseaux profonds.
2° *Vaisseaux lymphatiques.* (6) *Fig.* 2. Groupe principal des vaisseaux lymphatiques du membre thoracique.
3° *Nerfs.* (7), *fig.* 2 et 3. Branches du nerf cutané externe ; (8), *fig.* 2 et 3. Nerf cutané interne ; (9), *fig.* 2 et 3. Filet cutané du nerf cubital.
4° *Vaisseaux profonds. Fig.* 3. (10) Artère humérale ; (11) Veines humérales satellites ; (12) Nerf médian.

SAIGNÉE DE LA SAPHÈNE INTERNE, FIGURES 4 ET 5.

FIGURE 4. Le pied droit du malade, appuyé sur le genou de l'opérateur, est disposé pour la saignée de la saphène interne ; la bande (a), nouée sur le côté externe de la jambe, produit la réplétion des veines. (1) est la saillie de la saphène interne, continuation de la veine interne du pied (2). Le pouce gauche de l'opérateur (b) fixe le vaisseau sur la malléole pour l'empêcher de rouler ; les doigts de la main droite (c) tiennent en position la lancette qui fait la ponction.

FIGURE 5. Anatomie chirurgicale de la région malléolaire interne au point de vue de la saignée. La veine saphène s'y trouve renfermée dans une duplicature ou gaine aponévrotique qui est montrée ouverte

en ce point. (d) est la malléole interne, sur laquelle se fait la saignée ; (2, 2, 2) sont des rameaux du nerf saphène interne satellite de la veine, et dont l'épanouissement principal contourne en dedans la malléole.

FIGURE 6. Diverses formes de lancettes usitées pour la saignée.
  a. Lancette ordinaire, ou à grains d'orge.
  b. Lancette dite à grains d'avoine.
  c. Lancette effilée, ou en langue de serpent.
  d. Lancette tenue entre les doigts, pour la ponction.

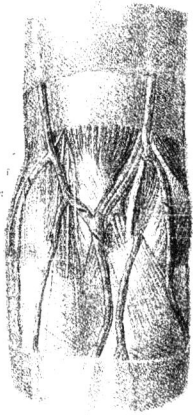

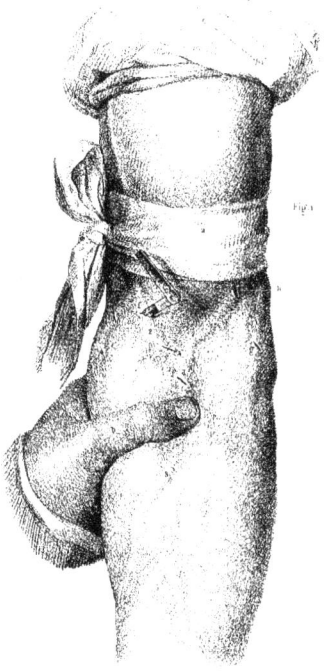

Fig 1

Fig 2

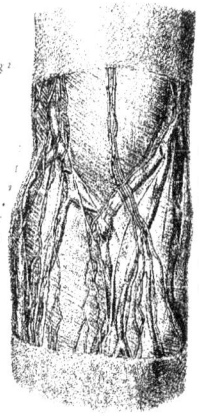

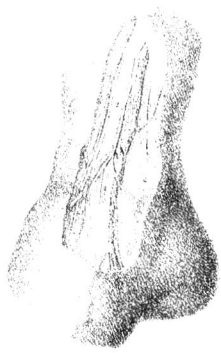

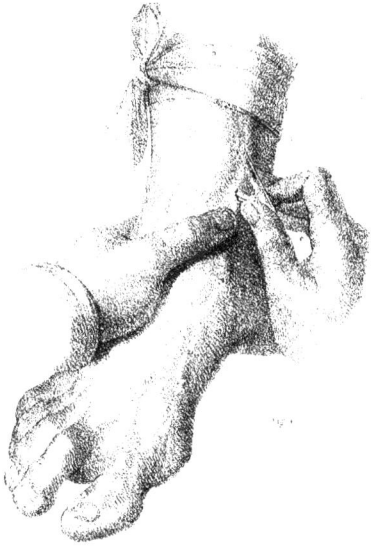

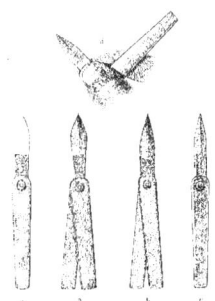

Fig 6

ARTÉRIOTOMIE.

SAIGNÉE DES VEINES JUGULAIRE ET CÉPHALIQUE.

ADULTE. DEMI-NATURE.

DISPOSITION GÉNÉRALE.

Sur un même sujet nous représentons, à la tête, la saignée par section de l'artère temporale; au cou, la saignée de la veine jugulaire externe; et, au bras, celle de la veine céphalique par deux procédés.

OPÉRATIONS.

SAIGNÉE DE L'ARTÈRE TEMPORALE.

La section de l'artère temporale est représentée ici sur deux points .

1° (A) *Section de la branche frontale de l'artère temporale suivant l'ancien procédé décrit par Boyer.*

Avec le bistouri droit, tenu en première position, on a fait une incision nette, en travers, sur le trajet de l'artère. La situation variable du vaisseau fait que l'on peut manquer souvent à le trouver sur le cadavre ; rien, au contraire, n'est plus facile sur le vivant, où l'artère est toujours sensible au toucher, et le plus souvent visible par ses battemens. Deux petites compresses graduées sont placées en travers parallèlement à chacune des lèvres de la plaie, pour indiquer le mode de compression à employer avant le pansement.

Au lieu de ce procédé, souvent infidèle, l'expérience ayant appris qu'en raison de son petit volume la branche artérielle ne fournit pas assez

de sang, on a proposé (voyez dans le texte) d'inciser au-dessous le tronc même de la temporale, au-devant de l'oreille ; mais, comme l'incision porte encore sur le plan du muscle temporal, nous proposons le procédé suivant :

2° (B) *Incision du tronc de l'artère temporale sur l'arcade zygomatique.*

La position de l'artère en ce lieu est toujours facile à reconnaître, même sur le cadavre. L'incision portant transversalement sur l'arcade zygomatique, au-devant de la conque et de l'antitragus, on est toujours certain de couper le vaisseau en travers; et le plan solide formé par la surface osseuse, en permettant une compression efficace, rend facile d'arrêter directement l'hémorrhagie, si l'on ne préfère la suture ou la ligature.

(C) SAIGNÉE DE LA VEINE JUGULAIRE EXTERNE.

Une compresse graduée (a) garnit la fossette sus-claviculaire, et comprime sur l'extrémité inférieure de la veine dont elle détermine la réplétion. Une bande (b), appuyant sur la compresse, passe diagonalement sur l'épaule du même côté et sous l'aisselle du côté opposé, où elle est maintenue serrée par un aide. Un doigt indicateur du chirurgien porte sur la veine pour aider encore à sa réplétion, tandis que de l'autre main il a fait la ponction du vaisseau.

(D ET D') SAIGNÉE DE LA VEINE CÉPHALIQUE.

Dans le cas où, sur un sujet gras, on ne peut trouver une veine au pli du bras pour pratiquer une saignée jugée indispensable, M. Lisfranc a conseillé de mettre à découvert, par une incision, la veine céphalique, entre les muscles deltoïde et grand pectoral.

(D) représente cette incision. Il ne s'agit plus que de piquer la veine mise à nu.

Le précepte de saigner la céphalique est bon en lui-même ; mais le choix du lieu nous paraissant offrir de graves inconvéniens , énoncés dans le texte, au lieu de ce procédé nous proposons le suivant .

(D') Saignée de la céphalique au-dessous du tendon du deltoïde, dans le sillon vertical intermédiaire du biceps et du brachial antérieur en avant, à la portion externe du triceps en arrière.

Dans ce procédé on comprime sur le trajet de la veine, au-devant du tendon du deltoïde, par une petite compresse graduée, maintenue par une bande (e), qui produit la réplétion de la veine et s'oppose à l'introduction de l'air. Le moment de l'opération représenté est celui où, l'incision verticale de la peau étant pratiquée avec le bistouri, on fait avec la lancette la ponction de la veine mise à nu.

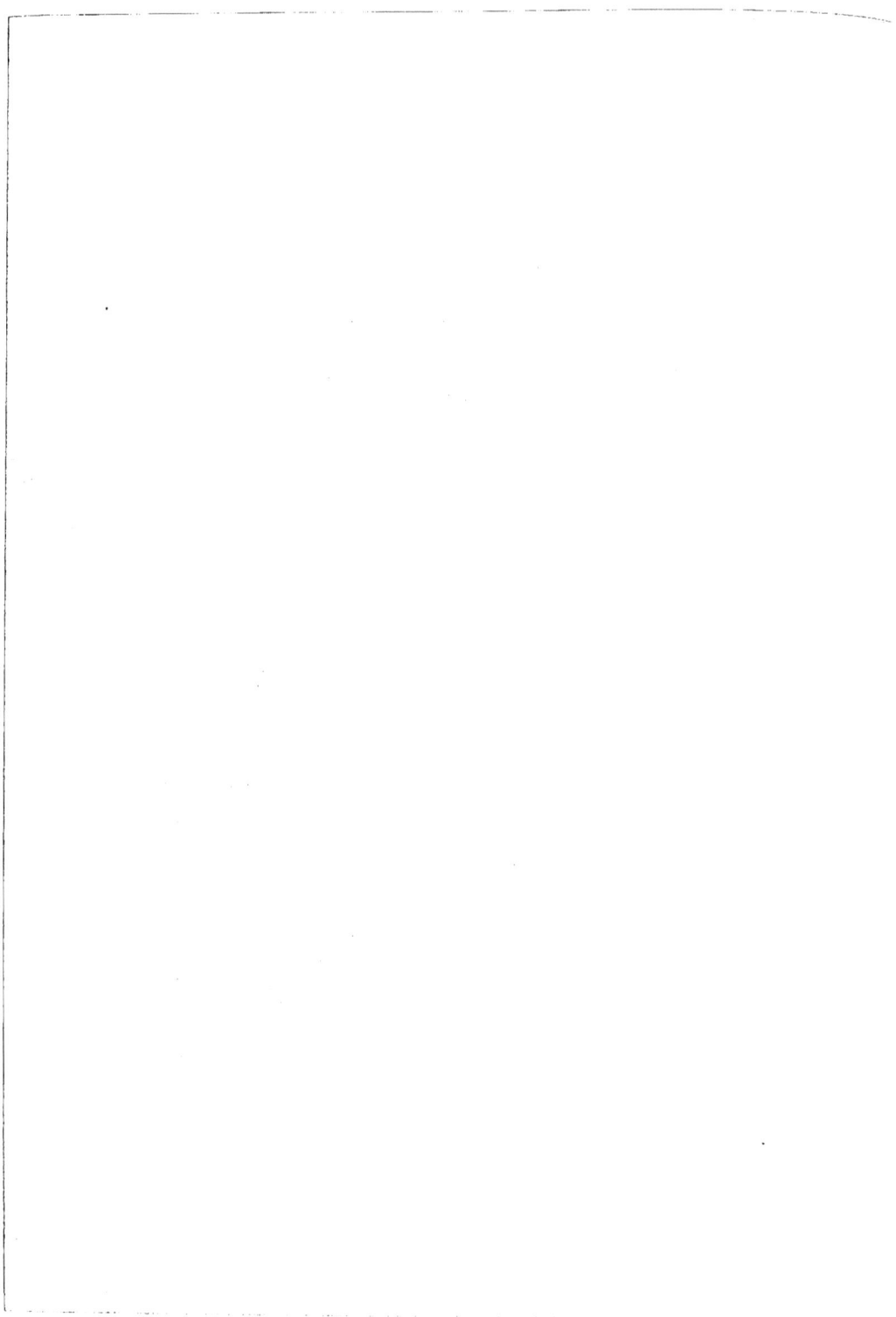

OPÉRATIONS

QUI SE PRATIQUENT SUR LES VAISSEAUX SANGUINS.

ADULTE, DEMI - NATURE.

OPÉRATIONS QUI ONT POUR OBJET D'OBTENIR L'OBLITÉRATION DES VEINES VARIQUEUSES, FIG. 1 ET 2.

FIGURE 1. (a) *Compression des veines principales au-dessus des varices.*

1. Procédé de M. Davat appliqué sur une branche de la veine saphène interne. Il a pour objet le rapprochement des parois du vaisseau par la compression médiate sur une aiguille, avec l'intermédiaire de la peau, par la suture entortillée.
2. Modification, de M. Velpeau, par l'enroulement vertical de deux fils sur les côtés de l'aiguille.
3. Compression par la pince ou double plaque de M. Sanson, également figurée sur une branche de la saphène interne.

FIGURE 2. (b) *Ligature.*

4. Procédé de Béclard de ligature avec excision d'une portion du vaisseau.

5. Procédé de Wise par une ligature temporaire, avec un nœud coulant.

FIGURE 2. (c) *Suture.*

6. Procédé de Fricke par un petit séton passé au travers de la veine, avec l'intermédiaire de la peau.

FIGURE 2. (d) *Incision.*

7, 7, 7. Procédé par une série d'incisions isolées. C'est par ce seul fait qu'il diffère du procédé ordinaire, où l'on ne fait qu'une seule longue incision.

FIGURE 1. (e) *Procédé par incision des pelotons variqueux* (Richerand).

OPÉRATIONS AUXILIAIRES DE LA LIGATURE POUR OBTENIR L'OBLITÉRATION DES ARTÈRES COUPÉES EN TRAVERS.

FIGURE 3. Action de saisir une artère au milieu des chairs avec le ténaculum. L'instrument est garni dans sa tige, à la manière anglaise, d'une série d'anses à ligature, qui permet, dans une opération, de courir successivement d'une artère à l'autre sans perdre de temps.

FIGURE 4. Ligature d'une artère sur un corps étranger.

FIGURE 5. Refoulement d'une artère avec la pince à baguette de M. Amussat, le vaisseau étant préalablement saisi et maintenu avec la pince ordinaire.

FIGURE 6. Torsion simple de l'artère, maintenue entre les doigts de l'autre main.

FIGURE 7. Mâchure exercée sur l'artère avec la pince à baguettes, suivie de la torsion du vaisseau avec la pince plate, suivant le procédé de M. Amussat.

FIGURE 8. Torsion simple des petites artères.

FIGURE 9. Séton formé par une lanière d'un tissu animal passée au travers d'une artère, suivant le procédé de M. Horatio Jameson.

FIGURE 10. Enlacement des extrémités de l'artère dans deux petites plaies au-dessus, en manière de double séton, pratiqué avec la pince de M. Stilling, suivant le procédé de cet auteur.

www.ingramcontent.com/pod-product-compliance
Lightning Source LLC
Chambersburg PA
CBHW071217200326
41519CB00018B/5558